治せる! 鍼灸治療

五枢会方式

直後効果・再現性のある鍼灸治療

武藤由香子

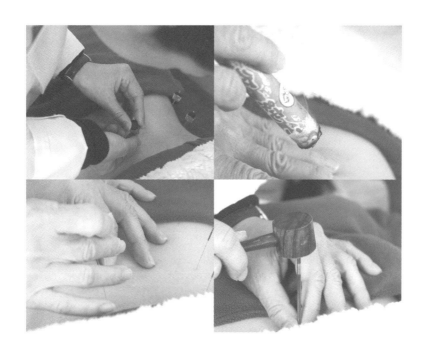

三和書籍

はじめに

1. この本を書いた経緯

　私が鍼灸師の免許を取ったのは今から42年前になります。卒業後、クリニック内に鍼灸部門を併設しているところに就職しました。私以外に鍼灸師はおらず、自由に治療を行って良いとのことでした。その時は鍼灸治療法を書いた本を読みながら治療すれば何とかなるだろうと思っておりました。

　しかし、思うように結果が出ませんでした。ある時に症状が改善したと思ったら、次は全く改善せず、自分の治療に全く自信のない状態でした。また、減薬に関して相談を受けても一体どうして良いかわからずしどろもどろになってしまう有様でした。そして最も心配だったのは、治療中の患者さんが癌などの重大な疾患になっていたらどうしようというものでした。

　結局そのクリニックは退職しました。その時の鍼灸治療に対する思い出は辛いだけのものでした。しかし何とか治療できるようになりたいという気持ちが強くてあきらめきれず、故・代田文彦先生（医師・元東京女子医大教授）の門を叩く事になりました。

　代田文彦先生は高名な鍼灸師・代田文誌先生のご子息で子供のころから鍼灸治療に親しんでいた方です。代田文彦先生が勤務されていた日産玉川病院東洋医学研究センターでは研修で教わるという面だけではなく、自分で効果的な経穴を見つけていくという面にも重点が置かれておりました。なぜそうするのかについて代田文彦先生は、「本当に効果がある治療法を書いた本がほとんどないからです。」とのことでした。その時の経験により、効果的な治療穴を見つける方法を体得したと思っております。

元々感覚が鋭く、教わらなくても治療点が分かってしまう方が希にいらっしゃいます（おそらく1%以下だと思います）。それに対し、私は元々感覚が鋭いタイプではありません。全くゼロの状態から治療ポイントを見つけることができるようになったので、初学の方に対しても分かりやすく説明できると思います。用いている治療穴はほぼ（90%位）私のオリジナルです。残りの10%には玉川病院で教わったもの、他の治療家（浅見鉄男先生、深谷伊三郎先生等）の治療法が含まれます。

　現在私は鍼灸師向けのセミナーを定期的に開催しています。その受講生の感想として多いのは、「今まで治療をすることが辛かったのが、楽しくなって来ました。自信もついて来ました。」ということです。

　治療効果が出ないと辛くなり、やる気もなくなって来ます。来院患者の数も減少します。それに対し、治療効果が出ると楽しくなり、新患を診る気持ちも高まってきます。したがって治療効果を出すということは、鍼灸師の実力の向上だけではなく、鍼灸院の経営状態を改善する効果にもつながるということです。

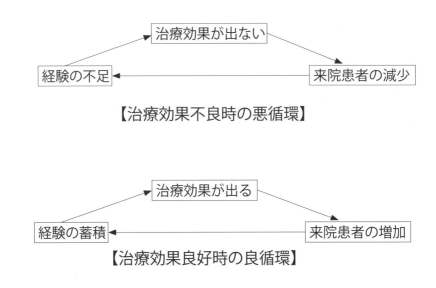

【治療効果不良時の悪循環】

【治療効果良好時の良循環】

　治療効果を出すと言っても、何となく出すというだけではだめです。治療効果が出ているのかどうかを自分で確かめられる診断ポイントが必要です。そして再現性のある治療効果を出せることも重要です。ある症状に対しては必ずこの治療を行い、結果を出せるということです。

　更に、病態を把握する力も重要です。理由として以下のことが挙げられます。

（1）病態によって治療法が異なる。

　例えば腰痛を例にとると、筋・筋膜性腰痛 [1]、椎間関節型腰痛 [2]、腰椎椎間板ヘルニア [3]、姿勢性腰痛 [4]、変形性脊椎症 [5] ではそれぞれ治療法が異なります。筋・筋膜性腰痛では筋膜の炎症・筋緊張の緩和が主体となります。椎間関節型腰痛では椎間関節の炎症や血流の改善が主体となります。腰椎椎間板ヘルニアでは脊柱アライメント [6] を改善する治療や傍脊柱筋の支持力を高める治療が主体となります。姿勢性腰痛では腹筋を含めた筋肉の支持力を高めたり、腰椎の前弯増強を改善する治療を行います。変形性脊椎症では椎間関節周囲の血流を改善したり、筋肉の支持力を高める治療を行います。

（2）病態によって患者さんに対する対処の仕方が異なる。

　筋・筋膜性腰痛、椎間関節型腰痛、腰椎椎間板ヘルニアの急性期にはコルセットを着用していただきます。また、重量物の挙上などの負荷を避けていただきます。腰椎椎間板ヘルニアが疑われる場合には整形外科でMRI [7] を撮っていただきます。

　姿勢性腰痛や変形性脊椎症ではコルセットを着用することはむしろ弊害があります。コルセットに頼っていると自分の筋肉が衰えるからです。

（3）病態によって予後が異なる。

　筋・筋膜性腰痛であれば、数日〜せいぜい2週間以内に完治します。椎間関節型腰痛も比較的若い場合は同じくらいで改善します。しかし中高年以降では椎間板の変性により椎間が狭小している場合も少なくなく、改善が長引くことがあります。腰椎椎間板ヘルニアではヘルニアの程度−単に膨隆している程度なのか、大きく突出して神経・脊髄を圧迫しているのか−によって予後が異なります。姿勢性腰痛は筋の支持力が高まるまでに意外と時間がかかります。変形性脊椎症は椎間板の変性や骨棘 [8] の状態によって改善度がかなり異なります。

　したがって鍼灸治療をする際には東洋医学的診断と現代医学的病態把握を両方行う必要があります。

2. 鍼灸界の現状

　鍼灸界の現状としては、鍼灸だけで治療を中心に行っている鍼灸師は全体の10％位ではないでしょうか。鍼灸師の免許を取得してもほとんどの人がマッサージ・指圧などのリラクゼーションが主体の施術を行っています。鍼灸を行っている場合も、マッサージをしてコリが取れないところに鍼をしたり、痛みを訴えているところに鍼や灸をするといった治療が多いです。

　指圧・マッサージは参入障壁が低いため、過当競争になりやすいです。実際1時間 2,980 円のマッサージ治療院が出現して来ています。また、大手が参入しているので個人経営が対抗するのはなかなか大変です。

　鍼灸だけでやっている人が少ない理由としては、①卒後研修を受ける施設が少ない、②再現性のある治療が集積していないため個人の経験則になっている、③教えない体質がある、などが挙げられます。

　本来は病気の人を救いたいと願って鍼灸師の免許を取った人も多いと思います。本格的な治療のできる鍼灸師が増えることを願っています。

　下はマッサージ・指圧と鍼灸を比べた表です。マッサージ・指圧は簡単に始められるが、目的がリラクゼーションになりがちで、他院との差別化がしにくくなっています。これはあくまで一般例で、もちろん例外もあります。

治療手段	マッサージ・指圧	鍼灸
目的	リラクゼーション	治療
勉強量	少ない	多い
他院との差別化	困難	しやすい

3. この本を読んでできるようになること

　この本では治療効果を出せるというのはどういうことなのか、治療効果を出せるようになるためのポイントは何なのかについて書いてあります。もし治療効果を思ったほど出せない、または自分の鍼灸治療が効いているかどうか分からないということでお悩みなら、この本が何かのヒントになると願っています。

目次

カバー写真：スタジオアペックス

第1章　治療効果が出る治療と出ない治療の違いは何か

1-1. 診断ポイントの有無

　治療効果が出ない治療では診断ポイントがないのに対し、治療効果が出る治療では診断ポイントがあります。診断ポイントとは治療前と治療後の変化をとらえることができるパラメータのことです。診断ポイントは整形外科疾患であれば、理学テストや可動域が相当します。内科疾患の場合は腹診と背甲診が相当します。これらの治療効果のパラメータにより、治療前と治療後で変化することから効果を確認することができます。

　詳細は「第3章の診断ポイントの見つけ方」を参照して下さい。

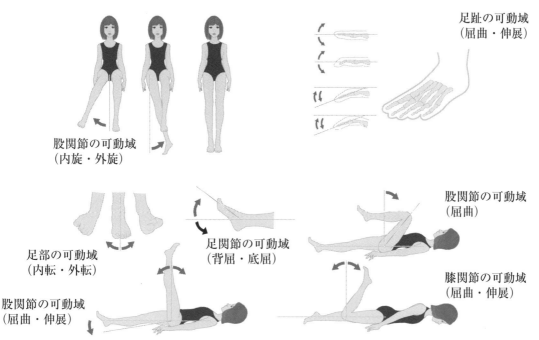

足趾の可動域
（屈曲・伸展）

股関節の可動域
（内旋・外旋）

足部の可動域
（内転・外転）

足関節の可動域
（背屈・底屈）

股関節の可動域
（屈曲）

股関節の可動域
（屈曲・伸展）

膝関節の可動域
（屈曲・伸展）

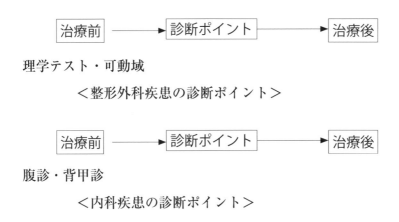

理学テスト・可動域

＜整形外科疾患の診断ポイント＞

腹診・背甲診

＜内科疾患の診断ポイント＞

1-2. 寒熱の診断の有無

　寒熱の診断は非常に重要で、治療では寒熱を逆にしないようにします。逆にすると誤治になります。良く暖める治療を主体にしている鍼灸院がありますが、どんな病態でも暖めるのは間違いです。

　寒に相当するのは、冷え・虚血などです。患者さんの自覚症状としては、冷えると悪化することです。具体例としては、風邪・下痢・関節痛・神経痛・膀胱炎などが挙げられます。

　熱に相当するのは炎症・充血などです。暖めると不快になったり悪化します。扁桃炎・関節リウマチ・アトピー性皮膚炎などが挙げられます。

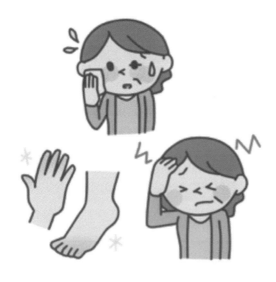

寒証に対しては温補法を、熱証に対しては清熱法を行います。治療効果が低い場合は寒熱の診断をしていないケースが多いと思います。寒熱を逆にすると、症状が改善しないどころかかえって悪化することさえあります。炎症性の疾患では温補法を行うと悪化することがありますので要注意です。冷えが主体の場合は温補法が適応ですが、更年期障害で良く見られる上熱下寒[9]といった熱も合わさっている場合は温補法が非適応ということがあります。

1-3. 鍼と灸の使い分け

鍼は熱・炎症・機能亢進・筋緊張などに用います。灸は冷え・虚血・機能低下などに用います。痛みでは鍼が効く場合と灸が効く場合があります。疼痛閾値_{（いきち）}[10]が低下している場合には鍼を用います。局所の虚血[11]が原因で痛んでいる場合には灸を用います。

1-4. 局所取穴と遠隔取穴

痛みなどの症状がある部位に鍼灸を行う局所治療ばかり行っていると治療力が伸びにくいと思います。身体所見をとらえたり、考えたりする必要がないからです。

局所取穴の問題点は、炎症があると悪化する可能性があることです。例えば急性腰痛の患部や湿疹の部位に鍼灸をすると悪化する可能性が大きいです。

遠隔取穴をする場合には症状を訴えている部位・関連部位の反応を診たり、取穴を変えたりといった工夫が必要になります。そうすることで複数の効果的な治療ポイントが見つかったり、相乗効果のある治療ポイントが見つかったりすることもあります。また、局所取穴では、ピンポイントでしか効果が出現しないのに対し、遠隔取穴では広範囲に効果が出現しやすいという違いがあります。

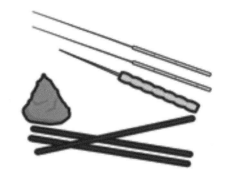

取穴	局所取穴	遠隔取穴
難易度	容易	練習が必要
症状悪化の可能性	あり	なし
相乗効果	なし	あり
効果の範囲	狭い	広い

1-5. 経穴を把握する力

　一般的に経穴は所属経絡と部位によって把握されています。しかし、それだけでは経穴を使いこなしているとは言えません。どの筋肉上にあるのか、血管・神経は何が通っているのかを考えながら治療することが大切です。

　例えば天柱を例に挙げると、僧帽筋を目標に治療しているのか、頭半棘筋なのか、椎骨動脈に対してなのか、大後頭神経なのかを考えて治療するということです。

【天　柱】

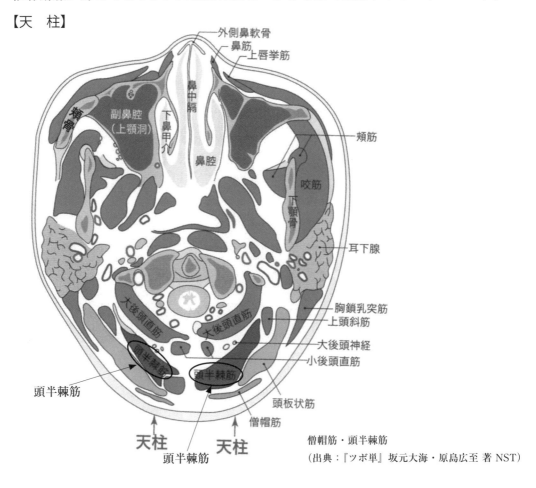

僧帽筋・頭半棘筋

（出典：『ツボ単』坂元大海・原島広至 著 NST）

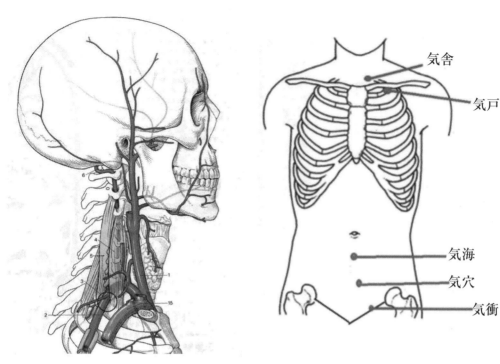

椎骨動脈

（出典：『解剖学アトラス』越智淳三 訳 文光堂）

　東洋医学的取穴では、経穴の名称がヒントとなります。経穴の漢字には意味があり、その経穴名が特定の症状や証に効果があることを示している可能性があります。

　経穴名に気と関係のある字が含まれている場合は気の病に効果がある可能性があります。気海・気舎・気戸・気衝・気穴が相当します。

　経穴名に水と関係のある字が含まれている場合は痰飲^{たんいん} [12] など水分代謝に効果がある可能性があります。例えば承泣・水溝・風池・水分・水道・天池・天渓・淵腋・中注・尺沢・太淵・温溜・後渓・曲池・曲沢・中渚・液門・陽池・支溝・四瀆・清冷淵・消濼・解谿・漏谷・太渓・水泉・中瀆・俠渓・蠡溝・曲泉・照海などが相当します。

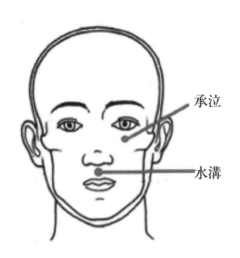

承泣

水溝

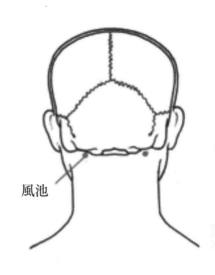

風池

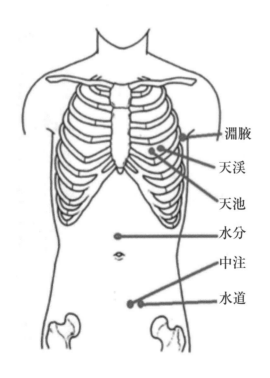

淵腋

天渓

天池

水分

中注

水道

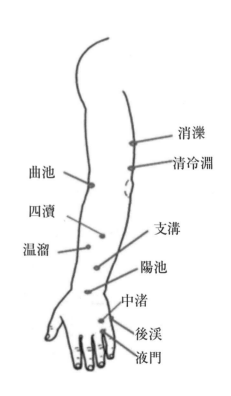

消濼

清冷淵

曲池

四瀆

温溜

支溝

陽池

中渚

後渓

液門

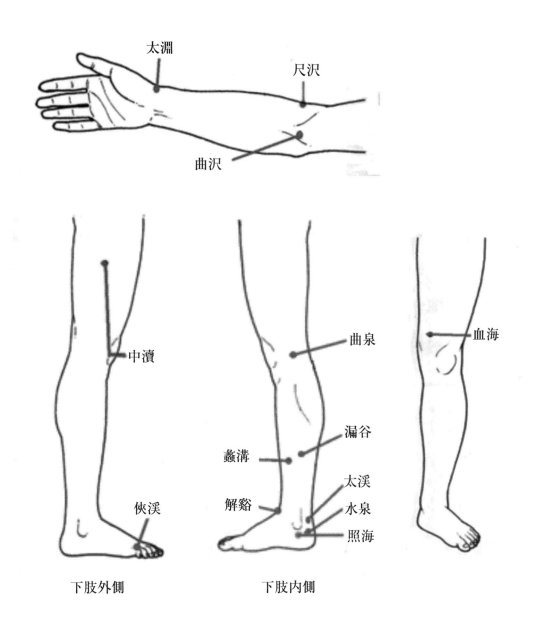

下肢外側　　　　　　　　　下肢内側

　経穴名に血が入っている場合は瘀血証 13)・血虚 14) など血の病と関連する可能性があります。例えば血海が相当します。

　また、経穴独自の作用にも注意を払う必要があります。交感神経優位 15) に対しては百会（代田文誌先生開発）、副交感神経優位 16) に対しては関衝＋足竅陰（浅見鉄男先生開発）を使います。

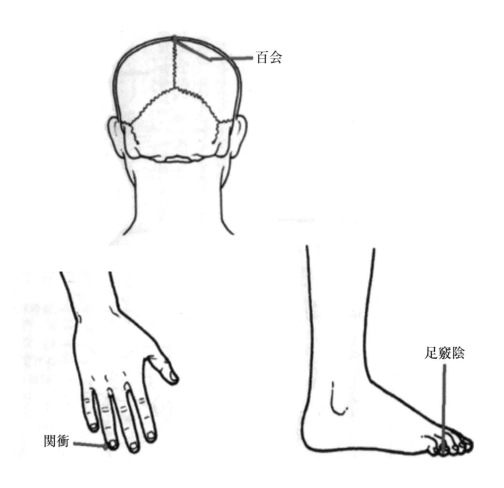

百会

足竅陰

関衝

　上衝（気が上に上がっていること）に対しては太衝・中封・三陰交などが有効です。気滞[17]に対しては膻中・気海・太衝・気海兪などを使っています。痰飲に対しては四瀆、中渚、魚際、公孫を使っています。瘀血証に対しては排便を促す目的で、沢田流神門・大巨・帰来などへ鍼灸をします。10代〜40代の女性では、血海・三陰交などを用いて月経の調整をすると瘀血証が改善する場合があります。

　所属経絡も、教科書に記載されているもの以外に複数存在する場合もあり、それを使いこなすことで治療の幅が広がります。

　例えば三陰交は足の太陰脾経・足の少陰腎経・足の厥陰肝経と3つの経絡が通っているため婦人科疾患に効果的であることは有名です。類似の作用のある経穴として関元があります。関元は任脈上にありながら、足の太陰脾経・足の少陰腎経・足の厥陰肝経の3経も通っているのでやはり婦人科疾患に用います。

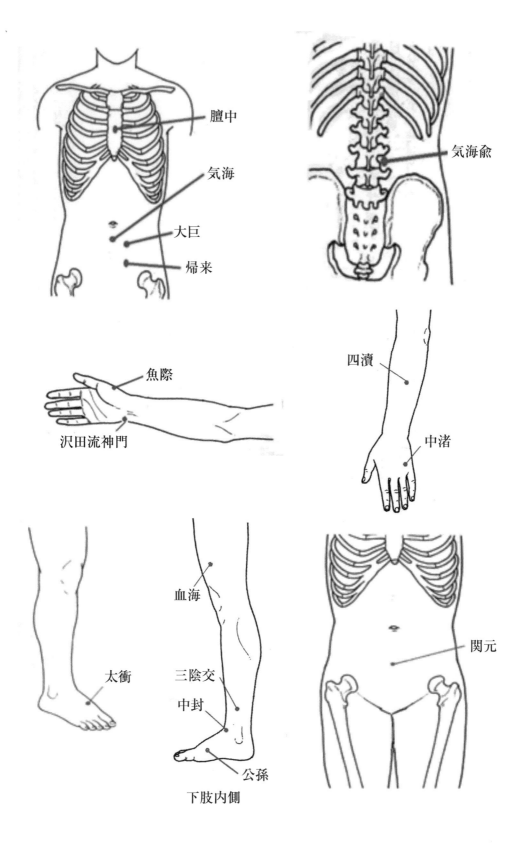

膻中

気海

大巨

帰来

気海兪

魚際

沢田流神門

四瀆

中渚

太衝

血海

三陰交

中封

公孫

下肢内側

関元

9

1-6. 症状と病証の関連を把握する力

　患者さんの訴える症状がどの病証から来ているのか把握することはとても重要です。もし病証に従って治療しているのに症状が改善しない場合は病証の診断が誤っている可能性があります。特に患者さんに複数の病証が存在する場合に起こりやすくなります。

　複数の病証が存在する場合には患者さんが訴えている症状がどの病証と対応しているのか把握し、優先順位をつけて治療していきます。

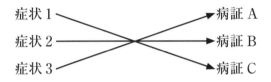

1-7. 治療手段が複数あるかどうか

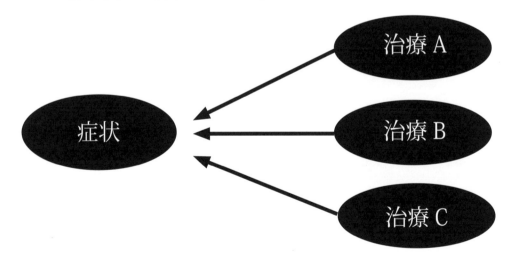

　ある症状に対して1つの治療法しかないのと2〜3の治療法があるのとでは大きな違いが出ます。1つしか手段がなければ、もしその治療が効かなければアウトです。しかしもし複数の治療手段があれば、Aの治療で効果がない場合Bの治療やCの治療を行えます。

具体的には胃の不調を例にとって説明します。現代医学的鍼灸治療では胃の反射領域である Th5 〜 12 の背兪穴（心兪・膈兪・肝兪・脾兪など）に鍼灸をします。東洋医学的鍼灸治療では①脾虚証・②痰飲・③胃熱などの治療を行うことができます。

1-8. 治療家のエネルギー

　治療家も人間ですので、元気なこともあれば体調が悪い時もあります。治療家の身体の正気が充実していれば治療効果が優れ、邪気が強くなれば治療効果が落ちるどころか増悪させる可能性もあります。

　一般的にどの経穴を選ぶか、手段は鍼なのか灸なのか、鍼の太さ長さ、灸の壮数を中心に議論しがちですが、それ以上に治療家の持つエネルギーの質は重要だと考えています。

第2章　直後効果・再現性のある治療とは

2-1. 直後効果のある治療とは

　直後効果というと、患者さんの自覚症状が改善するかどうかだけを考えがちです。

　例えば痛みが軽減するとか苦痛がなくなるということです。もちろん患者さんの自覚症状も大切です。しかし、鍼灸師が把握する他覚的所見も重要です。整形外科疾患なら関節の可動域や理学テストの改善、内科疾患なら舌診・脈診・腹診の改善などです。また、圧痛や硬結も思った以上に参考になります。症状と関連している圧痛・硬結が軽減したり、消失したりする場合、症状の改善と相関していることが多いです。患者さんが治療後あまり改善しないと言っても、鍼灸師が把握している他覚的所見が改善していれば症状が改善していく可能性は大きいです。

2-2. 直後効果を出すためには

直後効果を出すためには3つの条件があります。
① 効果的な経穴を使う
② 適切な治療手段にする
③ 適切な刺激量にする
　まず、①の効果的な経穴については第6章の症例の所に記載してある経穴を使ってみて下さい。私が直後効果を出すために使っているものです。

　次に②の適切な治療手段とは鍼では単刺[18]・手技鍼[19]・置鍼[20]・パルス通電[21]

などの区別のことです。灸では透熱灸[22]・温灸[23]などの区別のことです。

　最後の③の適切な刺激量についてですが、効果的な経穴を使っても刺激量が弱いと治療効果が出ないからです。逆に刺激量が多過ぎるとドーゼオーバー（刺激量過多）になり、疲労感が出現します。

　また、直後効果の有無を判定するためには問診と身体所見を治療前と治療後にとり、異常所見を比較する必要があります。

　五十肩を例にとります。問診では、自発痛・夜間痛はあるのか、どんな時（屈曲・伸展・外転など）に痛むのかを聞きます。

　次に身体所見を見ていきます。関節の可動域や理学テストなどです。

　これらの所見は1施術ずつ（1ヶ所の鍼または灸）確認します。1つ1つの施術を大切に行い、確認することが重要です。複数の刺鍼・施灸をした後確認しても、どの施術で直後効果が出たのか分からなくなるからです。

効果的な経穴を使う

・第6章参照

適切な治療手段にする

・鍼の手技（単刺・手技鍼・置鍼など）
・灸の種類（透熱灸・温灸など）

適切な刺激量にする

・鍼の太さ、置鍼時間、パルス通電の有無など
・灸の大きさ・壮数

2-3. 直後効果を出しやすい疾患

直後効果を出しやすい疾患としては整形外科疾患が挙げられます。整形外科疾患は自覚症状・他覚的所見とも変化がすぐに現れやすいです。例えば、寝違え、五十肩の運動制限、腰痛、股関節の可動域制限、膝の可動域制限、外反母趾などです。

しかし器質的変化が大きいもの、例えば骨棘が神経を圧迫、椎間孔[24] が極端に狭小、重度の腰椎すべり症[25]、脊柱管狭窄症[26] などは直後効果が出にくいです。

整形外科疾患以外であっても、機能的失調であれば直後効果は出やすいです。たとえば頭痛、めまい、嘔気、鼻汁、咽の痛み、腹痛などです。

整形外科疾患	内科疾患他
寝違え	頭痛
五十肩の運動制限	めまい
腰痛	嘔気
股関節の可動域制限	鼻汁
膝の可動域制限	咽の痛み
外反母趾	腹痛

2-4. 再現性のある治療とは

再現性のある治療とは、1人の鍼灸師がある治療を行い、効果が出た場合、同じ患者さんに何度行っても同様の効果をもたらすことができたり、別の患者さんに行っても同様の効果を出せるものです。更に別の鍼灸師が行っても同様の効果が出ることが理想です。ただし、別の鍼灸師が行っても同様の効果を出すためには一定の教育が必要です。

再現性のある治療穴をどれだけ持っているかが一つの実力を推し量る指標となります。

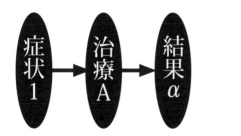
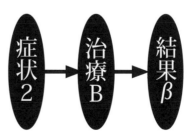

2-5. 再現性を出すためには

　再現性を出すためには治療を行う前に身体所見を良くとることです。どんな条件だと効果が出るのかを確認するためです。

　次に治療する際には鍼の太さ・刺入深度・灸の壮数など条件を同じにすることです。必ずカルテに記載しておきます。

　そして治療後目的の効果が出たのか確認します。

第3章　診断力を高める

3-1. 診断ポイントの見つけ方

　診断ポイントは整形外科では理学テストと可動域です。理学テストはすべて使うのではなく、治療前後で変化するもののみ使います。具体的には頸部ではジャクソンテスト、スパーリングテスト・ライトテスト、肩部ではストレッチテスト・ヤーガソンテスト・ペインフルアークサイン、腰部ではケンプテスト、股関節ではパトリックテスト・エリーテスト、膝関節では内反テスト・外反テストなどです。可動域は制限がある場合、治療効果を診るのに良く使います。

診断ポイント

部位	理学テスト
頸部	ジャクソンテスト、スパーリングテスト、ライトテスト
肩部	ストレッチテスト、ヤーガソンテスト、ペインフルアークサイン
腰部	ケンプテスト
股関節	パトリックテスト、エリーテスト
膝関節	内反テスト、外反テスト

　内科疾患では腹診を使っていきます。胸脇苦満[27]－肝胆、心下痞硬[28]－心、胃内停水[29]－脾胃・痰飲、臍下不仁[30]－腎、小腹硬満[31]・少腹急結[32]－瘀血などです。

　内科疾患では背甲診を腹診に合わせると、より診断力が高まります。主に脊柱起立筋の緊張を主体に診ていきます。肝－第6〜10胸椎右、心－第7頸椎〜第7胸椎左、胃－第5〜12胸椎左、肺－第7頸椎〜第6胸椎両側、大腸－第7胸椎〜第4腰椎両側と順番に診ます。それ以外には陥凹・すじばり・硬結も診ていきます。

腹　診

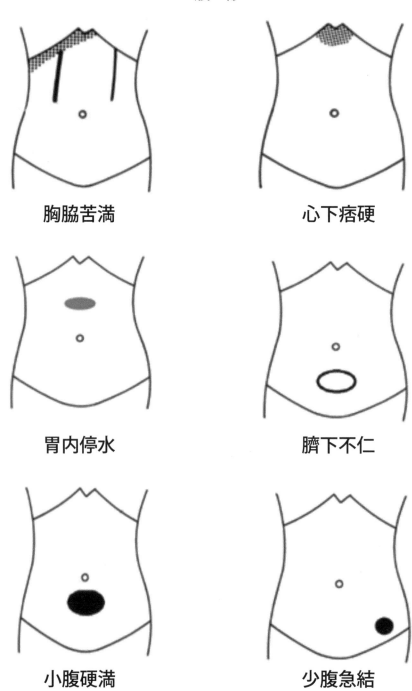

胸脇苦満

心下痞硬

胃内停水

臍下不仁

小腹硬満

少腹急結

内臓体壁反射

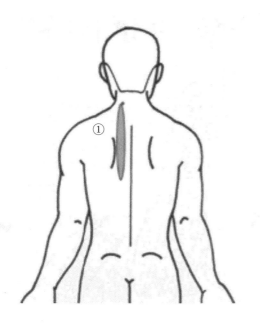
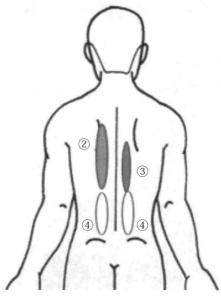

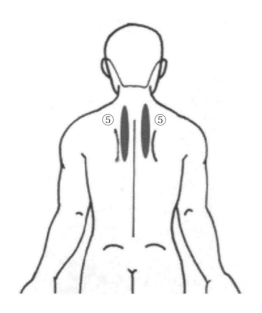

① 心臓

② 胃

③ 肝臓

④ 大腸

⑤ 肺

3-2. 寒熱の診断の方法

実際に皮膚に触れて熱や冷えがないかを診ていきます。

部位は、熱では前額部、冷えでは足・腹部・腰仙部が候補となります。脈診では熱は数、冷えは遅です。熱証では、のぼせ・ほてり・発汗亢進の他、暖めると症状が増悪するのが特徴です。寒証では寒がり・足冷の他、冷やすと症状が増悪するのが特徴です。

証	寒証	熱証	寒熱夾雑
症状	冷え・寒がり	のぼせ・暑がり	冷え・のぼせ
病態	虚血	炎症・充血	自律神経失調
診断	遅脈	数脈	細脈、弦脈など
治療法	温補法	清熱法	清熱法＋和法

3-3. 病態をとらえる

1人の患者さんを東洋医学的診断だけではなく、現代医学的に病態把握を行うことにより、立体的に患者さんの病気をとらえることができます。

整形外科疾患では腰痛を例に挙げます。腹筋が弱く、腰椎前弯が強いタイプは姿勢性腰痛が考えられます。動作開始時に痛みが出現しやすいのは変形性脊椎症による腰痛が考えられます。

また、咳・くしゃみで痛みが放散するのは椎間板ヘルニアの可能性があります。

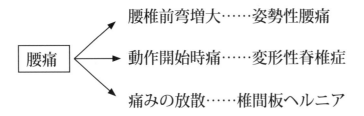

整形外科疾患以外では、めまいを例にとります。繰り返す回転性めまいとともに耳鳴・難聴を伴う場合はメニエール病[33]の可能性があります。内リンパ水腫が原因です。特定の頭位でめまいが出現する場合は良性発作性頭位めまい症[34]が考えられます。匙状爪・眼瞼結膜や舌が白っぽい場合は貧血を考えます。朝礼などでバタンと倒れるのは神経調節性失神症候群[35]が考えられます。

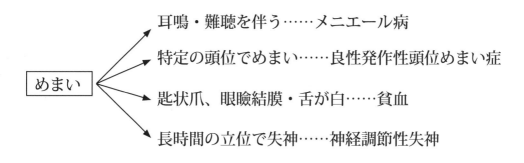

めまい
- 耳鳴・難聴を伴う……メニエール病
- 特定の頭位でめまい……良性発作性頭位めまい症
- 匙状爪、眼瞼結膜・舌が白……貧血
- 長時間の立位で失神……神経調節性失神

　この様に現代医学的に病態把握を行うことにより、鍼灸治療の適応・非適応の判断や予後を推定することができます。

3-4. 症状と病証との関連

　ある症状から幾つもの病証が考えられる場合、一般的には他の症状も合わせて診断するか、舌診・脈診・腹診などを総合して診断することと思います。

　別の方法として、現代医学的病態把握から東洋医学的診断をすることができます。めまいを例にとります。東洋医学的には心・肝・腎の病証の他、血虚・痰飲で起こると考えられます。現代医学的に考えてみると、メニエール病は内リンパ水腫なので東洋医学的には痰飲となります。不整脈を伴うめまいは心の病証と考えられます。朝礼などでめまいを起こす神経調節性失神は自律神経の失調から起こるので、肝の病証ととらえることができます。貧血では２種類の病態・病証が考えられます。赤血球・ヘモグロビン[36]の減少由来の貧血によるめまいは血虚に相当します。腎臓から分泌されるエリスロポエチン[37]の不足由来の貧血によるめまいは腎の病証ととらえます。

めまいの分類＜病名と病証＞

病名	病態	病証
メニエール病	内リンパ水腫	痰飲
不整脈	脳の血流障害	心
失神	自律神経失調	肝
貧血	赤血球・ヘモグロビンの減少	血虚
貧血	エリスロポエチンが不足	腎

第4章　治療力を高める

4-1. 治療ポイントの見つけ方

　局所取穴での治療ポイントの見つけ方としては、圧痛・硬結・陥凹部（かんおうぶ）・すじばりなどがあります。陥凹は経絡に沿って指をスライディングさせて見つけます。その時の圧が強過ぎても弱過ぎてもダメで、程良い強さで見つけられます。すじばりは筋線維と垂直に指を動かすと見つけられます。ですから筋肉の走行を知ることは重要です。特に陥凹の中に硬結があったり、すじばりの中に硬結がある場合は効果的です。

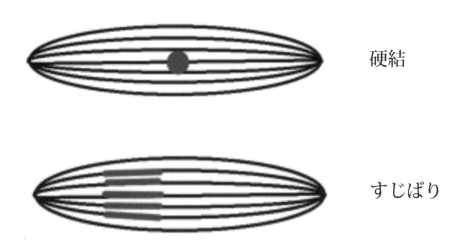

硬結

すじばり

　遠隔取穴での治療ポイントは、主に経絡から考えます。痛みなどの苦痛を訴える部位を通っている経絡をピックアップし、その中から適切なものを選びます。選ぶべき経絡は1本だけのこともあれば、複数選ぶ場合もあります。

4-2. 直後効果のある治療

直後効果には大きく 2 種類あります。

1 つは患者さんの自覚症状です。もう 1 つは鍼灸師側から見た身体所見の変化です。一般に患者さんの自覚症状のみを治療効果の判定に使っている場合が多いようですが、鍼灸師の所見を取る力は重要です。

患者さんの自覚症状の変化としては、痛みなどの苦痛の軽減が挙げられます。患者さんの痛みを評価する方法としては、VAS・NRS・FRS などがあります。

VAS（visual analogue scale）は長さ 10cm の線の左端が「痛みなし」、右端が「想像できる最大の痛み」）を患者さんに見せて、現在の痛みがどの程度かを指し示してもらう方法です。

NRS（numerical rating scale）は、痛みを 0 から 10 の 11 段階に分け、痛みが全くないのを 0、考えられる中で最悪の痛みを 10 として、痛みの点数を問うものです。

FRS（face rating scale）は患者さんの表情によって痛みの強さを判定する方法です。主に、高齢者や小児で前述の方法で答える事が困難な場合に使います。

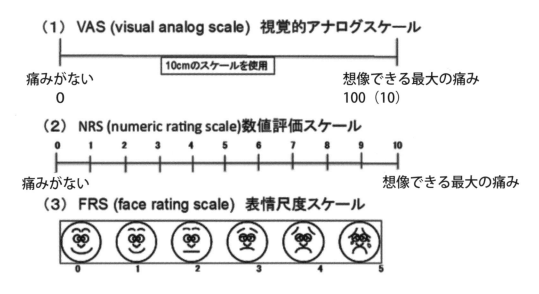

厚生労働省研究班「痛みの教育コンテンツ」改変

また、主訴が痛みだったとしても、全体的なコンディションの変化も直後効果になります。

　鍼灸師側から見た治療後の変化としては、局所の圧痛・硬結の消失・軽減、可動域の改善、腹証の改善、背甲診の改善などが挙げられます。

4-3. 再現性のある治療

　再現性のある治療とは、Aさんのある症状や疾患に対してXという効果が出たら、Bさんの同じ症状や疾患に対してXの効果が出るものです。

　更に別の鍼灸師が行っても同じ症状や疾患に対してXの効果が提供できればかなり再現性が高いと言えるでしょう。他の鍼灸師が治療を行って再現性を出せるようにするには教育が必要です。

　鍼灸師が自信をもって治療ができるかどうか、患者さんから信頼されるかどうかは再現性のある治療ができるかどうかにかかっています。「この症状に対して鍼灸で効果があるかどうかわかりませんが、やってみましょう。」とか「鍼灸は多分この症状に効果がありますよ。」と言うのと、「当院ではこの症状に対してこの治療は○○％有効です。」と言われるのとではかなり説得力に違いがあるのではないでしょうか。

4-4. 治療効果の判定

　治療効果の判定は患者さんの自覚症状・症状発現部位・身体全体の3つの改善を総合して行います。

　身体全体の改善は、脾虚証[38]では体のだるさが取れ、筋肉の弾力性がアップするようになります。痰飲では浮腫が軽減します。瘀血証では皮膚に透明感が出て来る・腹部の硬結が消失するなどが挙げられます。身体全体の改善は重症度によって異なります。軽症（胃もたれ、食欲低下、風邪を引きやすいなど軽い脾虚証など）では3ヶ月で改善が見られます。中症（めまい・頭痛・喘息など主に痰飲が原因で起こるもの）は6ヶ月、重症（自己免疫疾患・難病など瘀血証が原因で起こるもの）

は 1 年位かかる場合もあります。

4-5. 鍼と灸の使い分け

　私は寒熱を重要視していると書きました。端的に言いますと、冷えが原因で起こっている症状に対しては灸を、熱が原因で起こっている症状に対しては鍼をします。

　1 人の人の中に冷えの症状だけの場合は灸のみの治療になります。冷えの症状が強い場合は透熱灸だけではなく、棒灸 [39)]・灸頭鍼 [40)]・箱灸 [41)] などを追加します。熱の症状だけの場合は鍼のみの治療になります。

　冷えと熱の症状が混在している場合（寒熱夾雑<ruby>かんねつきょうざつ</ruby>）は両方行います。この時に気をつけることは、灸により熱の症状が悪化しないようにすることです。特に温灸（棒灸・箱灸など）や灸頭鍼は温補作用が強いので行わないようにして下さい。また、上半身の施灸は特にのぼせ・ほてりなどの熱の症状を悪化させやすいので気をつける必要があります。

第 5 章　知識力を高める

5-1. 知識力の種類

　治す力が重要なことは言うまでもありませんが、知識力も重要です。イギリスの哲学者・フランシス・ベーコンは「知識は力なり。」という名言を残しています。知識には 3 種類あります。1 つ目は臨床力を高める知識です。治療効果を高めるにはどうしたら良いかということです。

　2 つ目は教養的知識です。鍼灸の歴史・文献などです。直接臨床に役立つのではないけれど、間接的に知識体系を支えているものです。

　3 つ目は研究的知識です。病気の機序・病態などの知識です。科学的データなども含まれます。これも直接臨床に役立つのではないけれど、間接的に知識体系を支えているものです。

　この 3 つの知識は独立しているわけではなく相互に作用します。今勉強しているのはどの知識なのか意識し、3 つの知識が極端に偏らないようにしたいものです。

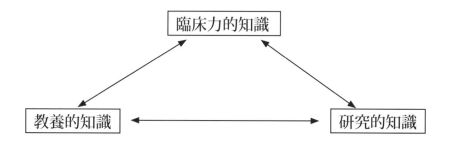

5-2. 知識の収集方法

知識の収集方法には大きく 3 つに分けることが出来ます。

①主に本や雑誌、②セミナー・勉強会、③弟子として入門です。①が最も簡単に入手でき、お金があまりかかりません。②は①よりお金がかかります。③は運・環境などに左右され、難しいかもしれませんが、情報の質としては③＞②＞①になることが多いです。なぜなら、②や③では本に書かれていない情報が得られるからです。

5-3. 知識の定着方法

どんな良書を読んだり、良いセミナーに出ても、その時だけ勉強して後はそのままだとほとんど忘れてしまうでしょう。その知識を定着するには人に教えることが一番です。例えば患者さん向けにセミナーを開催したり、ニュースレター・メールマガジンなどを書くことにより知識が定着します。

第6章　症例

6-1. 頭痛

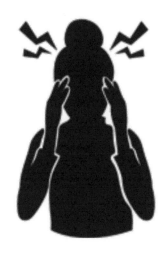

　頭痛には鍼灸治療の対象となる機能性頭痛（一次性頭痛）と器質的疾患による頭痛（二次性頭痛）があります。機能性頭痛（一次性頭痛）には緊張型頭痛[42]・片頭痛[43]・群発頭痛[44]・神経痛などがあります。

　二次性頭痛の原因疾患には二次性血管性頭痛（風邪、二日酔い）、副鼻腔炎、脳腫瘍、くも膜下出血[45]、髄膜炎[46]などがあります。原因疾患の治療が必要となります。重大な疾患が存在している場合もあるので、頭痛が続く場合には頭痛外来で精査を受ける必要があります。

（1）問診
　痛みの部位が前頭部、側頭部、後頭部、頭頂部いずれなのか聞きます。次に痛みの性質が鈍痛、絞扼痛、拍動痛、放散痛いずれなのか確認します。

次に随伴症状を聞いていきます。閃輝暗点 [47]、羞明 [48]、嘔気・嘔吐、鼻汁、流涙、首肩こりの有無を聞きます。緩解因子と増悪因子を聞きます。痛みの部位を暖めると増悪するのか、緩解するのか。飲酒では増悪するのか、緩解するのかも確認します。

　全体的な問診では、のぼせ・ほてりの有無、浮腫の有無などを聞きます。

（2）所見

　・頭頸部の筋緊張

　　特に重要な筋肉としては僧帽筋、頭半棘筋、頸板状筋、後頭下筋、胸鎖乳突筋です。

頸部の筋肉

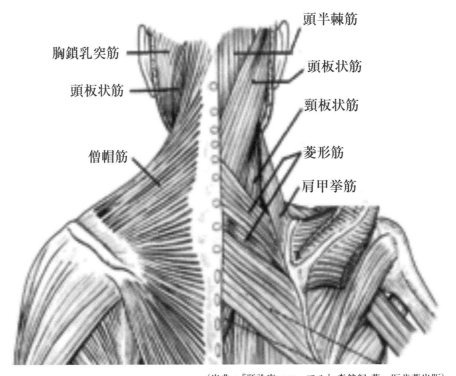

胸鎖乳突筋
頭板状筋
僧帽筋

頭半棘筋
頭板状筋
頸板状筋
菱形筋
肩甲挙筋

（出典：『頸診療マニュアル』森健躬 著　医歯薬出版）

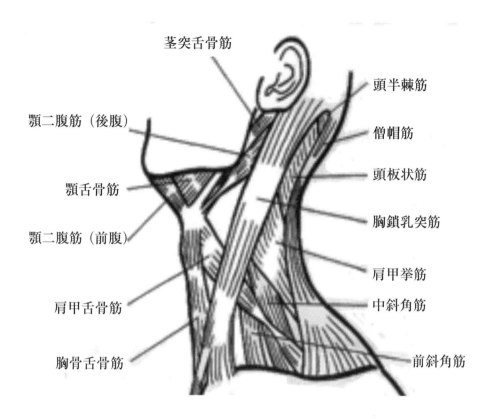

- 茎突舌骨筋
- 顎二腹筋（後腹）
- 顎舌骨筋
- 顎二腹筋（前腹）
- 肩甲舌骨筋
- 胸骨舌骨筋
- 頭半棘筋
- 僧帽筋
- 頭板状筋
- 胸鎖乳突筋
- 肩甲挙筋
- 中斜角筋
- 前斜角筋

後頭下筋

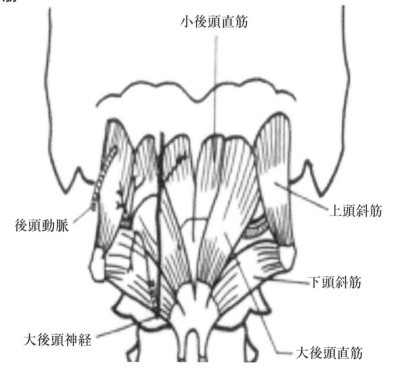

- 小後頭直筋
- 後頭動脈
- 上頭斜筋
- 下頭斜筋
- 大後頭神経
- 大後頭直筋

・血管圧迫試験

　片頭痛を含む血管性頭痛が出現している時に血管を圧迫すると痛みが緩和し、離すと痛みます。診察部位は攅竹（眼窩上動脈）、懸顱（浅側頭動脈）、風池（後頭動脈）です。

・圧痛点

　神経上の圧痛点を診ます。大後頭神経痛の圧痛点は天柱、小後頭神経痛の圧痛点は風池あたりになります。

頭部の動脈

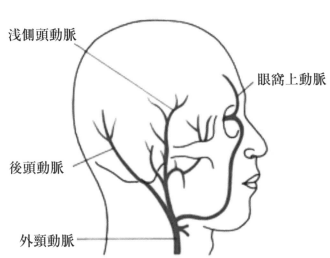

頭部の神経

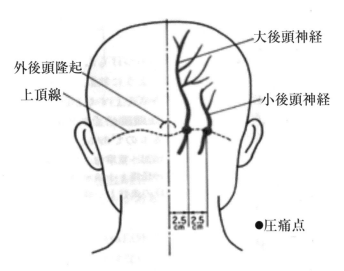

●圧痛点

（出典：『図説東洋医学・針灸治療編』
代田文彦・出端昭男 監修　学研）

（3）病態

　緊張型頭痛は頭頸部の筋肉の過緊張による血流障害・発痛物質の増加により出現します。その原因として、頸椎の変形（骨棘<ruby>骨棘<rt>こつきょく</rt></ruby>など）・頸部の筋力低下・精神ストレスが挙げられます。

　片頭痛を含む血管性頭痛は血管の拡張・血管運動神経失調[49]・神経の興奮によって起こります。また片頭痛ではセロトニン[50]、群発頭痛ではヒスタミン[51]といった神経伝達物質の関与も示唆されています。

　神経痛は過緊張状態の筋肉や変形した頸椎の圧迫によって起こると考えられています。また神経細胞の異常興奮が関与している場合もあります。

（4）診断

　＜現代医学的＞

　　緊張型頭痛－鈍痛、絞扼痛、随伴症状（肩こり）

　　片頭痛－拍動性の痛み、随伴症状（嘔気・嘔吐・閃輝暗点）

　　　　　　　暖めたり飲酒で悪化

　　群発頭痛－拍動性の痛み・結膜充血・流涙・鼻汁

　　神経痛－放散痛、神経上の圧痛点

　＜東洋医学的＞

　　上衝－のぼせ、ほてり、イライラ

　　痰飲－浮腫、胃内停水

（5）治療

＜体質傾向の改善＞

上衝：鍼 − 太衝、中封、肝兪

痰飲：灸 − 水分、気海、腎兪、次髎

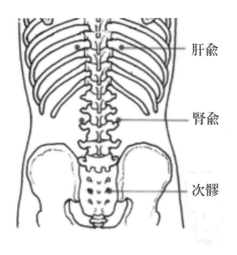

肝兪

腎兪

次髎

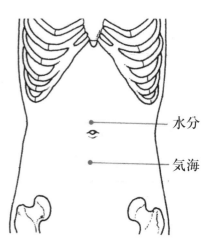

水分

気海

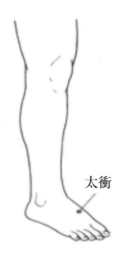

太衝

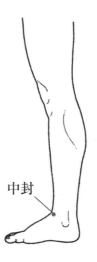

中封

＜痛みに対する遠隔取穴＞

　痛みの部位に応じて取穴します。血管性頭痛（片頭痛を含む）ではこの治療がメインになります。

　前頭部痛：鍼－合谷、陥谷

　側頭部痛：鍼－中渚、足臨泣

　後頭部痛：鍼－後渓、申脈

　頭頂部痛：鍼－太衝

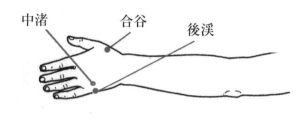

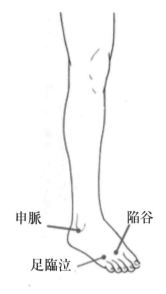

＜局所取穴＞

　筋緊張が出現している中で特にすじばりが強い部位を選びます。緊張型頭痛の原因筋としては、頭半棘筋・頸板状筋・後頭下筋・胸鎖乳突筋などが挙げられます。頭半棘筋では上天柱、頸板状筋では翳明、後頭下筋では風池、胸鎖乳突筋では翳風・扶突などを取ります。

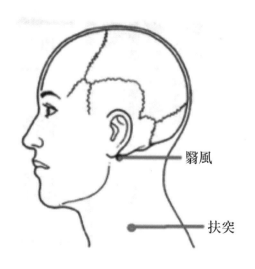

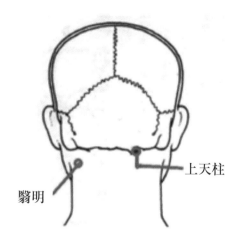

　　局所取穴は血管性頭痛（片頭痛を含む）では積極的に行いません。なぜなら痛みが増悪することがあるからです。また、痛みがない時に刺鍼して痛みを誘発することもあります。鍼灸治療の効果として軸索反射[52]による血管の拡張が挙げられますが、これが血管性頭痛を悪化させる原因と考えられます。

（6）まとめ

治療前後の変化を診るポイント

　・頸部筋の緊張の緩和

　・痛みの軽減

6-2. 顎関節症

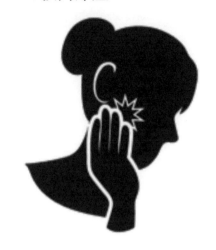

　顎関節症は精神ストレスの強い患者さんで発症している場合が少なくありません。また、頭痛と合併している事も多いと思います。

（1）問診

　痛みの出現条件を聞きます。開口時、咀嚼時などに多く出現します。咬合不正[53]を歯科医に指摘されていないかどうかも確認します。

（2）所見

　　クリック音[54] の有無

　　開口障害の有無（40mm以上が正常）

　　自力最大開口量と強制最大開口量との差

　　＊強制最大開口量－検者により開口させるもの

　　下顎頭の動き（開口時に前方への動きがあるかどうか）

　　咀嚼筋（咬筋・側頭筋・内側翼突筋・外側翼突筋）の緊張

（3）原因

　顎関節症の原因としては、器質的原因・機能的原因に分けられ、機能的原因は精神ストレスと習慣に分けられます。顎関節症の器質的な原因としては、顎関節の変形・咬合不正・外傷などが挙げられます。機能的原因の中の精神ストレスには緊張・不安・抑うつ[55] などがあり、咀嚼筋の緊張を引き起こします。機能的原因の

中の習慣には、上下歯列接触癖・偏咀嚼^{へんそしゃく}[56]・グラインディング（歯ぎしり）・クレンチング（くいしばり）などが挙げられます。加齢により変形性関節症を発症している場合もあります。

（4）診断

　　＜現代医学＞

　　開口障害（−）―咀嚼筋障害

　　開口障害（＋）、自力最大開口量＜強制最大開口量

　　→関節包[57]・靭帯[58]障害

　　開口障害（＋）、自力最大開口量＝強制最大開口量

　　→関節円板[59]障害、変形性関節症

咀嚼筋

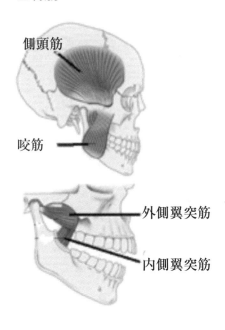

側頭筋

咬筋

外側翼突筋

内側翼突筋

(5) 治療

　＜遠隔取穴＞

　　側頭筋緊張：鍼－足臨泣

　　咬筋：鍼－合谷

　　内側・外側翼突筋：鍼－後渓

　＜局所取穴＞

　　鍼－大迎・頬車（咬筋）、懸顱（側頭筋）、下関（咬筋・外側翼突筋）

(6) まとめ

治療前後の変化を診るポイント

　・咀嚼筋の緊張

　・開口量

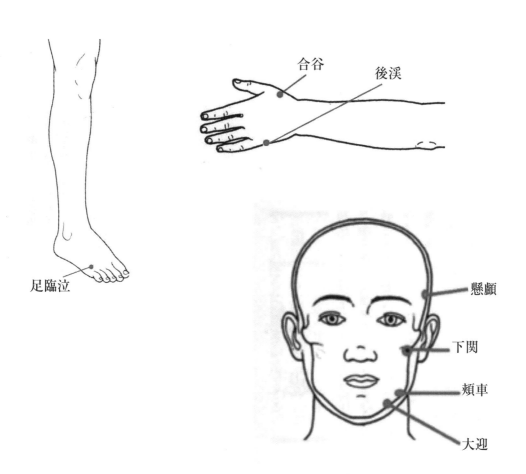

6-3. 胸郭出口症候群

胸郭出口症候群は臨床上良く遭遇する疾患です。手にしびれがあり、慢性的に頑固な肩こりがある場合は、この疾患を第一に疑います。また、頸椎症や頸椎椎間板ヘルニアと合併している場合もあります。

（1）問診

痛み・しびれの部位や出現条件を聞きます。

（2）所見

アドソンテスト[60]、ライトテスト[61] を行います。

斜角筋、小胸筋の筋緊張を確認します。

身体全体の筋肉の弾力性を確認します。

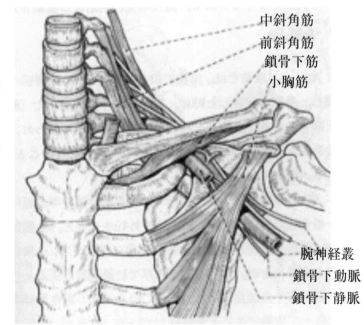

中斜角筋
前斜角筋
鎖骨下筋
小胸筋

腕神経叢
鎖骨下動脈
鎖骨下静脈

（出典：『頸診療マニュアル』
森健躬 著　医歯薬出版）

（3）診断

<現代医学的>

アドソンテスト、ライトテスト（＋）→胸郭出口症候群

ジャクソンテスト[62]・スパーリングテスト[63]（＋）

→神経根症

<東洋医学的>

脾虚証−胃腸の不調・筋肉の弾力性低下

（4）治療

◇脾虚証

灸−中脘、地機、足三里

◇斜角筋緊張

鍼−沢田流郄門、中封

灸−欠盆

◇小胸筋緊張

鍼−孔最

灸−中府

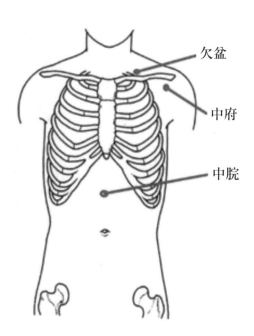

欠盆

中府

中脘

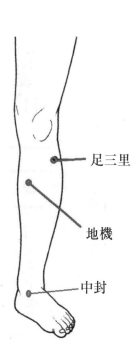

足三里

地機

中封

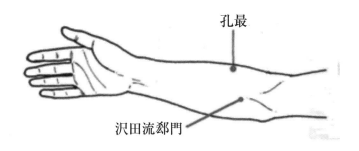

＊斜角筋・小胸筋への刺鍼は気胸を引き起こすリスクがあるので直刺、特に深刺は避けるようにして下さい。

（5）まとめ

治療前後の変化を診るポイント

・斜角筋・小胸筋の緊張

・上肢の痛み・しびれ

6-4. 腰痛

　腰痛では器質的変化のある腰痛（変形性脊椎症・腰椎椎間板ヘルニアなど）と機能的な腰痛（姿勢性腰痛など）があります。原因に応じた治療を行う必要があります。また、精神的な要素が強い場合は、痛みに対する閾値が低下している場合もあります。

（1）問診
・痛みの部位－上部腰椎付近、下部腰椎付近、臀部など
・痛みの出現条件－常時（自発痛、夜間痛）、動作時（前屈・後屈など）、動作開
　始時、咳・くしゃみなど
・随伴症状－下肢の痛み・しびれ・麻痺

（2）所見
腱反射、SLR テスト[64]、ケンプテスト[65]、腰椎前弯

（3）診断
　＜現代医学的＞
　　・腱反射異常、SLR（＋）、咳・くしゃみで痛み誘発、
　　　下肢の痛み・しびれ・麻痺－腰椎椎間板ヘルニア
　　・後屈時痛、下部腰椎に限局した痛み－椎間関節型腰痛

・腰椎前弯増大－姿勢性腰痛

・動作開始時痛－変形性脊椎症

＜東洋医学的＞

脾虚証－姿勢性腰痛、胃腸の不調・筋肉の弾力性低下

瘀血証－動作開始時痛

（4）治療

＜東洋医学的＞

脾虚証：灸－中脘、地機、足三里

瘀血証：理気・理血を目的に治療を行います。

便秘がある場合は瘀血証の原因となるので治療を行います。

鍼－血海、膈兪

灸－水分、気海

症状別：

・痛み：腰腿点へ置鍼またはパルス

・脊柱アライメント不整：鍼－後渓、申脈

・筋緊張：＜脊柱起立筋＞鍼－太衝、申脈　＜腰方形筋＞鍼－陽陵泉

脊柱起立筋

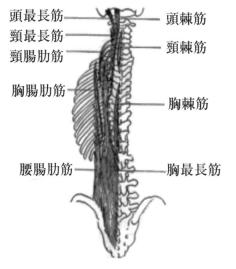

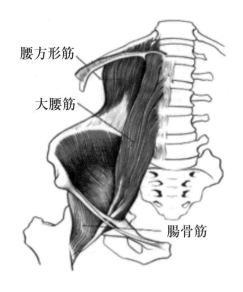

（出典：『筋の機能解剖』JOHN H WARFEL 著　医学書院）　　（出典：『解剖学アトラス』越智淳三 訳　文光堂）

疾患別：

・腰椎椎間板ヘルニア：鍼－後渓、申脈、夾脊

・椎間関節型腰痛・変形性脊椎症：鍼－血海、夾脊穴

　　　　　　　　　　　　　　　灸－水分、気海、膈兪

・姿勢性腰痛：鍼－陽陵泉、太衝、足臨泣

　　　　　　灸－脾兪、腎兪、小腸兪

・急性腰痛：鍼－腰腿点、委中、至陰

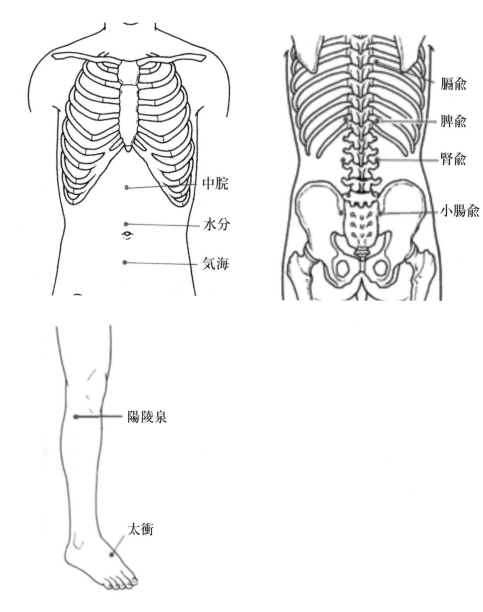

（5）まとめ

治療前後の変化を診るポイント

　・腰部の筋緊張

　・腰痛の程度の変化

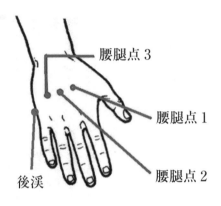

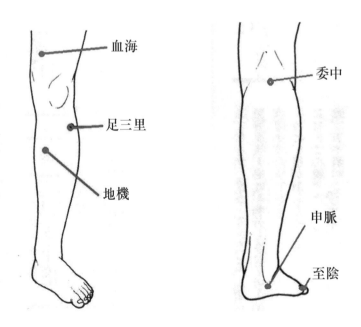

6-5. めまい

　めまいは耳鼻科疾患（メニエール病・良性発作性頭位めまい症など）で起こることが多いですが、脳の疾患や精神疾患で起こることもあります。したがって病態把握は重要です。

（1）問診
　めまいの性質が回転性か、非回転性かを聞きます。次にめまいの出現頻度を聞きます。その次には随伴症状を聞きます。嘔気・嘔吐・耳鳴などです。更に増悪因子を聞きます。

（2）所見
　片足立ちを診ます。次に閉眼片足立ちを診ます。次に眼振を診ます。
　東洋医学的にはめまいは痰飲と密接な関係がありますので浮腫の有無を、特に頭部や舌などでチェックします。また、胃内停水もチェックしておきます。

（3）診断
　＜現代医学的＞

　　メニエール病－回転性めまい・嘔気・嘔吐・耳鳴など

　　良性発作性頭位めまい症－頭の位置を変えるとめまいが出現する。

　　神経調節性失神症候群－立ちくらみ・不整脈

　　椎骨脳底動脈循環不全－動脈硬化・頸椎の変形

精神疾患（うつ病、神経症性障害など）－不安感・憂うつ感

＜東洋医学的＞

痰飲－浮腫、胃内停水

上衝－のぼせ、イライラ

（4）治療

①頸筋の緊張緩和

鍼－中渚、足臨泣、天柱、風池、翳明

②痰飲の改善

鍼－四瀆、中渚、公孫

灸－水分、気海

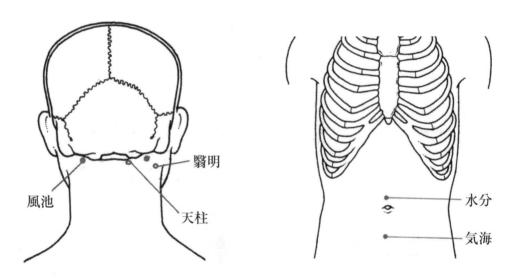

（5）まとめ

治療前後の変化を診るポイント

・頸筋の緊張の変化

・閉眼片足立ちの変化

・眼振の変化

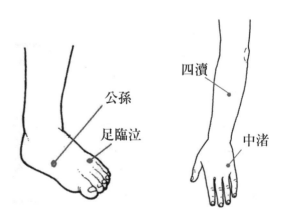

6-6. 風邪・扁桃炎

　風邪・扁桃炎は鍼灸治療の適応症です。38度以下の体温であれば鍼灸治療の対象となります。2週間以上風邪症状が続いている場合は気管支炎など風邪ではない可能性がありますので、内科で診察を受けていただきます。

（1）問診
悪寒があるか、熱感があるかを尋ねます。鼻汁や痰の量・色を聞きます。

（2）所見
　脈診をします。浮・沈、数・遅を診ます。
　扁桃の発赤・腫脹を確認します。

（3）診断
　寒証－遅脈、透明・多量の鼻汁・痰、悪寒、冷えで症状悪化
　熱証－数脈、黄色・少量の鼻汁・痰、熱感、温熱で症状悪化
　＊一般的には風邪は寒証、扁桃炎は熱証の場合が多いです

（4）治療
　寒証－施灸中心で、脾・腎を補う治療を行います。
　　灸－大椎、風門、地機、照海

　　鍼－天柱、風池

　熱証－鍼中心で扁桃・上気道の炎症を緩和する治療を行います。

　　鍼－商陽、少商、天柱、風池

　　灸－照海

　鼻汁－通天

（5）まとめ

治療前後の変化を診るポイント

・咽の痛みの変化

・鼻汁の変化

・鼻閉の変化

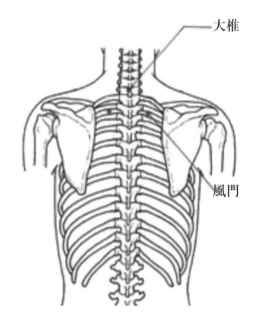

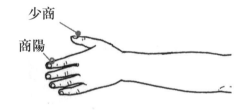

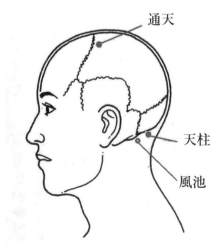

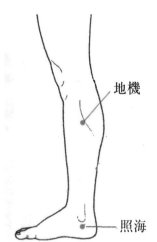

6-7. 気管支喘息

　気管支喘息の治療には、発作時における呼吸困難の改善を目的に治療するもの
と、気管支喘息の予防を目的に治療するものがあります。喘息発作に対しては現代
医学の薬物療法が効果的なので、鍼灸治療では予防を主体に行っていきます。

（1）問診
　　症状－咳・喘鳴・呼吸困難（呼気性）
　　発症年令
　　発症の誘因：食事、運動、感染など

（2）所見
　　舌診、脈診、腹診
　　聴診－連続性ラ音（笛音）[66]

（3）原因
　アレルギーによるものと感染によるものとに分けられます。根底に気道の過敏
性（抗原・化学刺激・タバコの煙・冷たい空気など）が存在します。感染型では風
邪を契機に症状が出現する場合が多いです。

（4）診断

　＜現代医学的＞

　アレルギー型－アレルゲンにより発作が誘発されるものです。血液検査（特異的IgE抗体検査[67]）で確定します。

　感染型－風邪を契機に発作が誘発されるものです。

　＜東洋医学的＞

　気滞－憂うつ感、イライラ、曖気、腹部ガス

　痰飲－浮腫、胃内停水

　瘀血証－紫舌、小腹硬満、少腹急結、細絡が多い

　脾虚証－倦怠感、食欲異常（低下、亢進）、便通異常（下痢、便秘）

　肺虚証－呼吸が浅い、風邪を引きやすい

　腎虚証－易疲労、元気がない、臍下不仁

（5）治療

　＜発作時＞

　鍼－頸動脈洞刺鍼[68]

　灸－孔最

　＜緩解時＞

　呼吸器の感染を防ぎ、体質傾向の改善を行う。

　気滞：鍼－膻中、気海、太衝、肝兪

　痰飲：鍼－魚際、公孫

　　　　灸－水分、気海

　瘀血証：鍼－血海

　　　　　灸－膈兪

　脾虚証：灸－中脘、地機、脾兪

　肺虚証：灸－中府、肺兪

　腎虚証：灸－関元、照海、腎兪

　＊気管支喘息の方は煙に敏感なので、線香は煙の出ないタイプを使うと良いでしょう。

（6）まとめ

治療前後の変化を診るポイント

・呼吸困難の変化

・連続性ラ音の変化

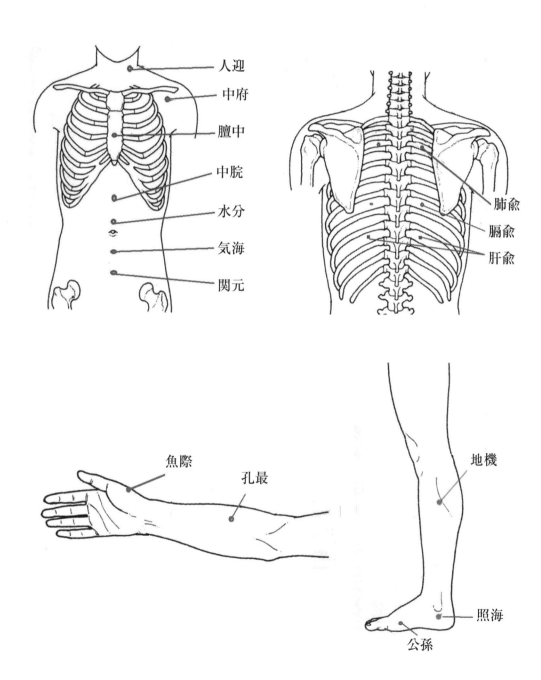

53

6-8. 胃の不調

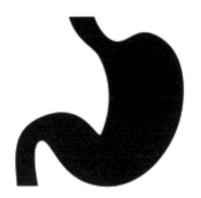

　胃の不調には機能的な失調が原因の場合と器質的な変化が認められる場合があります。機能的な失調と軽度の器質的変化が鍼灸の適応症となります。器質的な変化が強い場合には現代医学の治療が必要な場合もあります。

（1）問診
症状（痛み・もたれ・食欲の有無など）を聞きます。
痛みがある場合は空腹時なのか、食後なのかを聞きます。

（2）所見
腹診では、心下痞硬・胃内停水、背甲診では第5〜12胸椎左側の脊柱起立筋の緊張をチェックします。

（3）原因
　・functional dyspepsia（消化器の機能的障害）
　・胃炎[69]
　・胃潰瘍[70]

（4）診断
　＜現代医学的＞
　胃炎－食後の上腹部痛
　胃潰瘍－空腹時痛

＊確定診断は胃内視鏡検査[71] で行われます。胃内視鏡検査で異常が認められないときには functional dyspepsia（消化器の機能的障害）と診断されます。

＜東洋医学的＞

脾虚証－倦怠感、食欲異常（低下、亢進）、便通異常（下痢、便秘）

痰飲－胖舌、痰、浮腫、胃内停水

胃熱－口臭、口苦、口渇、胸やけ、悪心、嘔吐、便秘

(5) 治療

＜全体治療＞

脾虚証：灸－中脘、地機、脾兪

痰飲：鍼－公孫

　　　　灸－水分、気海

胃熱：鍼－厲兌、胃兪、胃倉

＜症状別治療＞

・食欲不振：灸－足三里

・上腹部痛、胃もたれ：鍼－胃兪、胃倉

(6) まとめ

治療前後の変化を診るポイント

・腹証（心下痞硬・胃内亭水）の変化

・背甲診（第5～12胸椎左側の脊椎起立筋の緊張）の変化

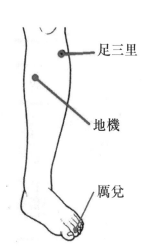

足三里

地機

厲兌

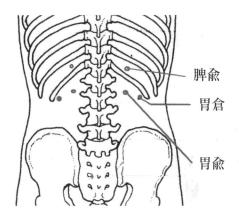

脾兪

胃倉

胃兪

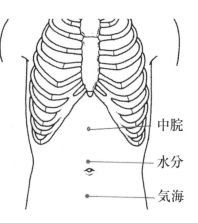

中脘

水分

気海

6-9. 更年期障害

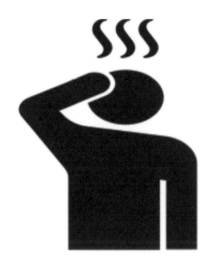

　女性の更年期障害を扱います。閉経[72]（平均50才位）前後5年間に多く出現する症状です。

（1）問診

　　①のぼせ・ほてり・発汗亢進（熱）と手足や腹の冷え（寒）どちらが強いかを聞きます。

　　②関節痛の有無と部位を聞きます。

　　③精神・神経症状（憂うつ感・不眠・めまいなど）の有無を聞きます。

（2）所見

舌診・脈診・腹診を行います。

（3）原因

卵巣機能の低下・エストロゲン[73]の低下

（4）病態

　卵巣機能の低下・エストロゲンの低下は自律神経失調症を引き起こしたり、血管拡張物質を分泌したりします。それがのぼせ・ほてり・頭痛を引き起こします。また、モノアミンオキシダーゼ（MAO）[74]活性が促進してうつ・不眠が出現しやすくなります。

（5）診断

　熱証・寒証・瘀血証・痰飲・陰虚陽亢などの病証が挙げられます。2つ以上の証が合併していることも少なくありません。

　　　熱証－のぼせ・ほてり・発汗亢進・数脈・温熱で悪化

　　　寒証－寒がり・手足や腹の冷え・遅脈・寒冷で悪化

　　　瘀血証－顔がどす黒い、細絡が多い、紫舌、渋脈、小腹硬満、少腹急結

　　　痰飲－舌の胖大・膩苔、滑脈、顔面・手・足の浮腫、雨天で悪化

　　　陰虚陽亢－のぼせ、イライラ、不眠、紅舌、裂紋舌、細脈

（6）治療

　　瘀血証：理気・理血を目的に治療を行います。

　　　　　　便秘がある場合は瘀血証の原因となるので治療を行います。

　　　　　　鍼－血海、膈兪

　　　　　　灸－水分、気海

　　痰飲：利尿・不感蒸泄促進を目的に治療します。

　　　　　　肺経・脾経・腎経を中心に治療します。

　　　　　　鍼－魚際、公孫

　　　　　　灸－水分、気海、腎兪、次髎

　　陰虚陽亢（のぼせ・発汗亢進）：

　　　　　　鍼－天髎、中封、陥谷

　　足冷：灸－三陰交、湧泉

　　便秘：鍼－沢田流神門、帰来、外大腸兪

　　　　　　灸－大巨

（7）まとめ

治療前後の変化を診るポイント

　　・脈診（細脈、数脈、渋脈）の変化

　　・腹証（小腹硬満、少腹急結）の変化

　　・舌診（紅舌、紫舌）の変化

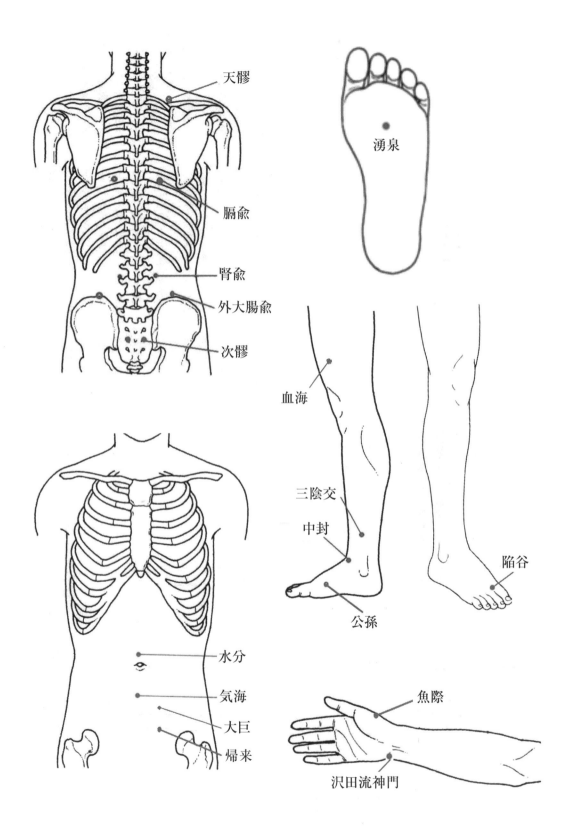

第7章　鍼灸師自身の健康管理

7-1. 鍼灸師が健康管理を怠っているとどうなるのか

　鍼灸師の健康状態が悪いということは一般の会社員と全く状況が異なります。会社員であれば、体調が悪いと会社を気軽に休めます。「大丈夫ですか？」などと言われ、同情されると思います。鍼灸師の場合は違います。

　第1に体調が悪いとマイナス思考に陥りがちになり、病気の患者さんのマイナス思考と同調してしまいがちになります。鍼灸治療も積極的に治していく治療というよりは「こなす治療」になりがちです。

　第2に体調が悪いと身体エネルギーの状態も不良となり（正気虚損[75]、邪気実[76]）、治療効果が低下するどころか逆に増悪させてしまうことにもなりかねません。

　第3にいつも体調が悪かったり、鍼灸院を休んだりしていると、「治療家なのに、自分の病気も治せないのか？」と思われ、治療家としての信頼を失います。

7-2. 鍼灸師自身の健康管理の重要性

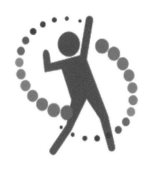

　今まで色々鍼灸関連の本を読みましたが、鍼灸師自身の健康管理に触れているものはほとんどないようです。実は鍼灸師自身の健康管理は、非常に重要です。その理由は3つ挙げられます。

　第1に自分の体調を整えるために自分に治療することが、すごく勉強になるということがあります。私の

場合、新しい効果的な治療穴の発見はここから生まれています。

　第2に自分の身体のエネルギーが整うということが挙げられます。自分の身体のエネルギーが整うと治療効果が高まります。ただ単に自分の病気の症状をなくすのではなく、治療家として正気が充実して邪気が少ない状態にする必要があります。

　第3に体調が良いと治療をすることが楽しくなり、新しい気づきなども得られます。

　この様に自分で自分の治療をすることは、健康管理だけではなく、治療家としての体作り、治療技術の向上、治療に対する気づきが深まるなどメリットは非常に多いものになります。

第8章　鍼灸師の人間力

8-1. カリスマになる必要があるのか

　私が鍼灸師の免許を取って間もないころ、「鍼灸師として成功するためにはカリスマ性がないとダメだ。」と言っている人がかなりいました。その話を聞いた瞬間に、「私は無理だ。」と思いました。その時活躍されている50〜60代の豪快でエネルギッシュな男性鍼灸師の顔が浮かびました。20代前半のやせた元気のない女性鍼灸師のどこにカリスマ性が宿るのでしょうか？その当時は外見でとらえていたように思います。

　カリスマとは、教祖・預言者（よげんしゃ）・呪術師（じゅじゅつし）・英雄などに見られる超自然的で、人々を引きつけ感銘を与える資質のことを指します。このように書くと、ごく一部の選ばれた人しかなれない特別な資質で、努力ではどうしようもないという印象を受けます。それでは普通の人はどうしたら良いでしょうか？

8-2. リーダーシップについて

　前述したカリスマになるのは普通の人には難しいと思いますが、リーダーシップを身に付ける事だったらある程度の努力でなれるのではないでしょうか？

　リーダーシップとは指導力・統率力などと表現され、ある一定の目標達成のために個人

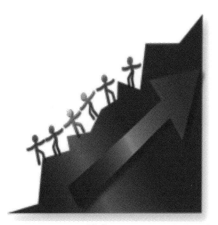

（出典：Musubu ライブラリ）

やチームに対して行動を促す力のことです。リーダーシップには、指導者としての能力・力量・統率力が必要です。リーダーシップには、主に以下の3つのポイントがあげられます。

■ビジョンを持つこと

■チームをまとめること

■行動を起こすこと

　古代ギリシア時代から「リーダーシップは生まれながらに持った先天性のもの」というのが定説でした。しかし、イギリスのリーダーシップの権威であるジョン・アデア教授は、「リーダーシップは訓練と経験によって後天的に誰もが身に付けられるもの」という自身の主張を裏付け、これまでの常識を覆しました。ジョン・アデア教授によると、優れたリーダーとなるために必要な7つの品格があるそうです。

　1）熱意：すべきことを一生懸命にする。

　2）誠実さ：信頼関係を作り出す資質。

　3）タフネス：立ち直りが早く、粘り強い。

　4）公明正大：お気に入りをつくらず、成果に対しては公平に報酬と罰を与える。

　5）温かさ：人々のために実践し、人に気を配り思いやる心は不可欠である。

　6）謙虚さ：進んで傾聴し、うぬぼれたエゴを排除している。

　7）信頼：不可欠な基本的要素である。

　また、リーダーシップを発揮するためには本人の努力以外に環境も重要とのことです。つまりリーダーシップを発揮できるような環境に身を置くということです。

8-3. 患者さんとのコミュニケーション

　人間力の重要な要素としては患者さんとのコミュニケーションもあります。

　コミュニケーションにおける重要な要素を挙げておきます。

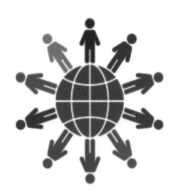

1）会話はキャッチボールであるという意識を持つ

相手に対し、答えやすい・返しやすい質問をします。

2）相手に興味・関心を持つ

相手に対し自分が役立つことは何か、相手から自分が学べることは何かなどを考えていきます。

3）相手の話をよく聞く

聞き上手は話し上手と言われます。黙って聞くのではなく、あいづちを打って反応をしながら聞いていきます。

4）共通の趣味・関心を見つける

相手との心の距離を縮めることが可能です。

5）話が分かりやすい

話の目的・結論がはっきりしていると分かりやすいです。たとえ話がうまいと分かりやすくなります。

6）鉄板ネタ・話題を準備している

ニュース・雑誌などから常に話題を集めています。

次にコミュニケーションがうまくいっていないケースと改善法を紹介します。

1）自分ばかり話している

一方的に自分ばかり話すケースです。自分では会話が盛り上がっていると勘違いしていることもあります。

→相手の話を傾聴することを優先します。

2）すぐに相手の話を否定する

相手の話を十分聞かずにすぐに否定し、自分の意見を言う。

→ある程度相手の話を聞いて、受け止めます。次に自分の意見を言うようにします。

3) 相手の話をさえぎる

相手が話している途中で割り込んだり、自分の話に持っていったりする。

→相手が一通り話し終わったところで自分の話をします。

4) うわの空で話を聞く

興味のない話、長い話に対し、ほとんど聞いていない状態です。

→話の途中であいづちをいれます。「ええ」とか「はい」だけではなく、「そうなのですか？」「それでどうなりましたか？」とか時々インパクトを与えていきます。

5) 話が分かりにくい

くどく、無駄の多い話をしていたり、専門用語を多用している場合です。何を言いたいのか分かりにくい傾向があります。

→結論から先に言う習慣をつけます。専門用語はできるだけ使わず一般の人が分かるように説明します。

次にコミュニケーション能力を高めるための方法を紹介します。

1) モデリング

できる人のまねをするということで、NLP（神経言語プログラミング）[77] の手法の一つです。噺家や司会者などを参考にすると良いでしょう。

2) ネタを集める

話題になるネタ・たとえ話になるネタを常に収集するということです。患者さんが興味を持ちそうなネタは何かを考えて収集します。

第9章　実践すること

9-1. ビジョンを持つこと

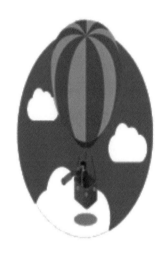

　ビジョンを持つということは目標を持つことですが、それだけではありません。目標を紙に書いたり、ビジュアライゼーション（自分が目標を達成している姿をありありと思い浮かべたりすること）で目標がかなえやすくなります。目標に対して計画を立てて、コツコツ努力するのは左脳的方法論です。それに対してビジュアライゼーションは右脳的方法論です。

9-2. 師事すること

9-2-1 師匠は必要か

最近徒弟制度を取っているところが少なくなってきたと思います。一昔前は、

住み込みで師匠について勉強する鍼灸師もいました。住み込みまではいかなくても、通いで10年くらい修行した人もいました。鍼灸治療に関する知識・技術だけではなく、人としての常識や礼儀を叩きこまれたと聞いています。

　最近はセミナー・勉強会で教わることが中心となっているのではないでしょうか。セミナー・勉強会では講師の先生が複数の受講生を指導するため1人1人に合わせて指導することが難しいです。

　私の意見としては、師匠はいた方が良いと思います。知識・技術だけではなく、その人の個性・持ち味を生かすこと、治療家としてのマインドセットなど一般のセミナーでは教えてもらえないことを教わることで、治療家として完成するのではないかと考えています。ただ、昔ながらの徒弟制度は難しいと思います。

　最近、会社ではメンター制度といって仕事上の指導・助言を行う制度があります。会社におけるメンター制度では先輩社員が後輩社員の業務や精神的なサポートをする制度とされています。

　メンターという言葉は古代ギリシアの叙事詩『オデュッセイア』に登場する賢者Mentor（メントール）という人物に由来しています。その当時メンターは王の教育や助言を与えていたとのことです。現在メンターとは「指導者」「助言者」「教育者」「理解者」「支援者」のことを指します。このような、徒弟制度ほど上下関係に厳しいものではないメンター制度が現代の鍼灸師の教育には適しているのではないかと考えています。

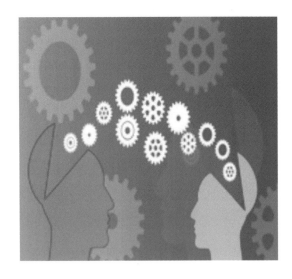

9-2-2 あこがれの先輩がいるということ

師匠（メンター）の必要性を書きましたが、更にあこがれの先輩がいれば言うことなしです。師匠やメンターだけではすごすぎて、とっても自分にはなれそうもないと思えてしまいます。活躍している先輩であれば、頑張れば近づけるかもしれないと思うこともできます。また、モデリング（真似）をすることで、早く実力をアップすることができます。

モデリングに適している人としては、同性で、仕事ができるだけではなく、人間的にも優れている人です。また、自分に近いタイプの人が良いと思います。

9-2-3 ライバルの役割

師匠（メンター）、あこがれの先輩の必要性を書きましたが、更にライバルがいれば鬼に金棒です。私にとってのライバル関係の定義を以下に書きます。

　　1）長所を認め合い、互いに学び合う。

　　2）お互いが成長できるように意見を交換する。時には批判的な意見を言うこともある。

　　3）お互いに競い合うことで力をつける。

お互いに認め合っているのが理想ですが、自分でライバルを決めて相手から学んだり、相手と自分を比べて頑張ることも可能です。

9-2-4 できる後輩の存在

恵まれた環境にいながら、なかなか努力できない場合があります。優しい師匠や先輩に恵まれながらももう一歩頑張れない。そんな時に後輩でできる人が出て来ると、「このままではまずい。」と、お尻に火が付いたように頑張れることもあります。

すなわちできる後輩は起爆剤になるということです。

9-3. 治療セミナーに参加

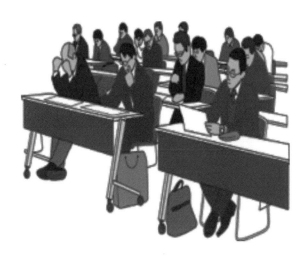

　前述したように個人指導をしていただけるメンター・師匠がいらっしゃる方は本当に幸せです。これはお金で買えないことです。しかし、指導できる施設・鍼灸師は限られています。しかも給料を払って多くの鍼灸師を指導することは個人経営の鍼灸院では難しいのが現状ではないでしょうか。

　治療セミナーでは多くの人に知識を提供するタイプのものと、少人数でみっちり教えるタイプのものがあります。後者を選択することにより、メンター・師匠に近い存在の先生を見つけることも可能だと思います。

9-4. 患者の体を良く診る

　本を読めば読むほど治療の実力が上がるかというと必ずしもそうではないと思います。本を読む場合は良書を読むことです。また、著者の経歴を良く見て、臨床家なのか研究者なのかを確認します。一般的に治す治療を知りたいときには臨床家の方が優れていることが多く、学術的なことを知りたいときには研究者の方が優れていることが多いです。

　本を読むことよりもっと大事なのは患者さんの身体を良く診ることです。患者さんの身体に答えがあると思って治療にあたってみて下さい。

9-5. 追試をすること

　ある患者さんで治療効果が出たら、同じ治療を少なくとも３回行い再現性があるか確認してみて下さい。次に別の患者さんに同じ治療をして、再現性があるかどうか確認して下さい。同じ治療をできるだけ多くの人に行って何パーセント効果があるのかデータがあると強いです。

9-6. 継続すること

　浄土宗の宗教家である住岡夜晃氏の「継続は力なり」という言葉は有名ですが、痛感することが多いです。最初特に目立たなかった人が、コツコツ努力をした結果、数年後には驚くほど実力をつけていたということが結構あります。したがって現時点での目標と今の自分がかけ離れていてもあきらめず、数年後、数十年後に目標を達成できるように努力を続ければ予想以上の成果が得られると思います。

第10章　最後に

10-1. 上達しやすい人としにくい人の違い

　1万時間の法則というものがあります。あることができるようになるためには1万時間かければできるようになるというものです。1日8時間、月に20日だと160時間、年1,920時間です。1万を1,920で割ると、5.2年になります。私の印象としては、3～5年である程度できる様になり、10年でかなり完成すると思います。鍼灸師の場合、知識・技術両面において幅広く習得する必要があるため、1万時間以上かかるのではないかと思います。ですから、1～2年やってもできる様にならないからといってあきらめず、コツコツ続けて下さい。

　上達しやすい人の特徴は、素直・謙虚・すぐに実践するなどが挙げられます。逆に上達しにくい人の特徴は、人の話を聞かない・言い訳が多い・実践しないなどが挙げられます。

10-2. 鍼灸の効果が出やすい患者

　同じ治療をしても、人によって「効果が出やすい患者さん」と「効果が出にくい患者さん」がいます。また、「非常に効果が出やすい患者さん」がいて、全体の1～3パーセント位です。逆に「非常に効果が出にくい患者さん」もいて、全体の1～3パーセント位です。残りの人はまあまあというところでしょうか。この「普通の人」を何とかして「効果が出やすい人」に変えていくのがコツです。そのためにしていることは、

　　1）瘀血証の改善

　　2）気滞の改善

以上の 2 点です。また、ヨガをしている人は鍼灸の効きが良いと思います。

10-3. 鍼灸の効果が出やすい疾患

　まず最初に挙げられるのは、整形外科疾患です。整形外科疾患は直後効果がはっきり出やすいので初心者や治療に自信がない人にはファーストチョイスの疾患です。また、患者さん側からしても、鍼灸に効果があると認める疾患のナンバーワンは腰痛です。整形外科疾患から始めて、次は内科疾患、最終的には難病にチャレンジされると良いでしょう。

10-4. これからの鍼灸師のあり方

　1990 年代までは一人で色々な疾患を治療するのが主流でした。しかし、2000 年以降、鍼灸師の増加・インターネットの普及とともに専門性のある鍼灸師が主流となりつつあります。インターネットを検索している患者さん側から見ると、一人で色々な疾患を治療する鍼灸師は特徴がないように見え、選ばれにくくなっています。

　それではある疾患だけ治療できる鍼灸師が理想なのでしょうか？　実際は種々の症状を治療できたり、相談できる、かかりつけ鍼灸師が理想的なのではないでしょうか。

　したがって得意の治療があり、更にかかりつけ鍼灸師として対応できる実力を持っていることが理想的だと思います。

　また、現在はインターネットを使って簡単に情報を発信することができる様になりました。患者教育・治療院の情報などをホームページや SNS を使って発信することで、治療院の特徴や自分の考えを患者さんに知っていただくことが可能です。

　今までは知識と技術と人間性が重要と言われていましたが、2000 年以降は更に情報発信力が必要だと考えています。

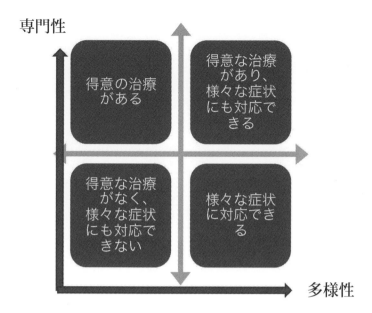

10-5. ラストメッセージ

　日々の臨床の中で患者さんの身体を診て感じたことや施術を行って変化したことを継続して記録をするということは、とても大きな力となります。きっと治療技術の向上が得られるでしょう。この本を読んで何か感じたこと、閃いたことがあれば幸いです。

用語解説

1) 筋・筋膜性腰痛

　　腰部の筋肉・筋膜に損傷・炎症があるもの。急激あるいは慢性的に負担がかかることで生じる。

2) 椎間関節型腰痛

　　腰部の椎間関節に炎症があるもの。椎間関節への過剰負荷や変形性脊椎症で生じる。

3) 腰椎椎間板ヘルニア

　　腰部の椎間板の髄核が脱出して起こる。神経根が圧迫されることが多い。

4) 姿勢性腰痛

　　慢性的に腰部の筋緊張が強い状態が続いている。腰椎の前弯が強い。原因として腹筋が弱い。

5) 変形性脊椎症

　　動作開始時の痛みが特徴的である。加齢が原因である。椎間板の変性・椎間狭小・骨棘形成などが見られる。

6) 脊柱アライメント

　　アライメントとは配列という意味。椎体の配列に歪みがないかどうかを診る。

7) MRI（Magnetic Resonance Imaging）

　　磁気共鳴画像のこと。 非常に強い磁石と電磁波を利用し、人体を任意の断面（縦・横・斜め）で画像表示することができる検査。

8) 骨棘

　　骨に加えられた刺激に反応して骨組織が増殖し、棘状になったもの。変形性関節症で見られる。

9) 上熱下寒

　　上部に熱性、下部に寒性の症状がある状態。

10) 疼痛閾値（いきち）

　　痛みに対する感受性の事。

11）虚血

　　臓器や組織に必要量の血液が流入しない状態。

12）痰飲
　　たんいん

　　水分代謝が良くない状態。浮腫・胃内停水などが起こる。

13）瘀血証
　　おけつしょう

　　血液の循環が悪い状態。微小循環障害・血液粘度の上昇・骨盤内のうっ血

などが認められる。顔がどす黒い・紫舌・月経不順・便秘などが見られる。

14）血虚

　　血の持つ栄養・滋潤作用が低下している状態。現代医学の貧血に概念が近い。

15）交感神経優位

　　自律神経の交感神経の働きが強い状態。動悸・血圧の上昇・不眠などが挙

げられる。

16）副交感神経優位

　　自律神経の副交感神経の働きが強い状態。徐脈・血圧の低下・起床困難な

どの症状を呈する。

17）気滞

　　気の作用が停滞していること。腹部膨満感・イライラ・憂うつ感などの症

状を呈する。

18）単刺

　　鍼を目的の深さに刺入し、すぐに抜鍼する方法。

19）手技鍼

　　鍼を目的の深さに刺入後、鍼の操作（雀啄・旋捻・回旋など）をして抜鍼

する方法。

20）置鍼

　　鍼を目的の深さに刺入後、鍼を留置しておく方法。

21）パルス通電（低周波鍼通電療法）

　　鍼を目的の深さに刺入後、鍼に電気を流す方法。交流が用いられる。

22）透熱灸

　　直接灸で、艾炷（米粒大・半米粒大・糸状）を直接皮膚の上で燃焼させる方法。

23）温灸

間接灸で、棒灸などを用いて温熱刺激を与える方法。

24）椎間孔

脊椎の左右外側にある神経の出口のこと。狭くなると神経が圧迫され、痛みやしびれなどの症状を起こす。

25）腰椎すべり症

腰椎の一部がずれること。椎間板の変性や脊椎分離症が原因となる。脊柱管狭窄症に移行する場合もある。

26）脊柱管狭窄症

脊柱管が変形性関節症や椎間板ヘルニアなどによって狭くなること。腰部脊柱管狭窄症では下肢の痛み・しびれ・間欠性跛行・膀胱直腸障害などが出現する。

＊脊柱管－椎骨が連なってできたトンネル状の管のこと

管の中には脊髄神経が収まっており、脳脊髄液で満たされている。

27）胸脇苦満

季肋部が重く、緊張している状態。

28）心下痞硬

心窩部がつかえて緊張している状態。

29）胃内停水

上腹部を軽く叩くと振水音がするもの。

30）臍下不仁

下腹部の腹力が低下していること。

31）小腹硬満

下腹部が硬く、膨満している状態。

32）少腹急結

左下腹部に擦過性の圧を加えると急迫性の痛みを感じるもの。

33）メニエール病

回転性めまいを繰り返し、耳鳴・難聴を伴う。内リンパ水腫が原因である。

34）良性発作性頭位めまい症

　　頭の位置を変えた時に起こるめまいのこと。内耳の卵形嚢・球形嚢にある耳石が剥がれて半規管に入って生じる。

35）神経調節性失神症候群

　　長時間の立位・座位により、交感神経緊張の低下・迷走神経の亢進・末梢血管の拡張が起こる。その結果血圧低下と徐脈により脳血流は低下し失神にいたる。

36）ヘモグロビン

　　赤血球に含まれる、鉄（ヘム）とたんぱく質（グロビン）が結びついたもの。

37）エリスロポエチン

　　腎臓で作られる造血ホルモンのひとつで、骨髄に働きかけて、赤血球を作る量を調節する作用がある。

38）脾虚証

　　胃のもたれ・食欲不振・慢性の下痢などの消化器症状の他、筋肉の栄養低下・倦怠感などが見られる。

39）棒灸

　　艾を和紙で巻き、直径 1.5 ～ 2cm、長さ 10 ～ 15cm 位の棒状にしたもの。点火し、皮膚面から離して温熱刺激を与える。

40）灸頭鍼

　　刺鍼後、鍼柄に球状の艾を付けて燃焼させる。

41）箱灸

　　木などでできた箱の中にステンレスネットを張り、その中に球状の艾を入れて燃焼させ、温熱刺激を与える。

42）緊張型頭痛

　　頸部・頭部の筋肉の持続的収縮によって頭痛が起こる。鈍痛・しめつけ感を呈する。随伴症状として首肩こりがある。

43）片頭痛

　　頭部の血管が拡張して頭痛が起こる。ズキズキとした拍動性の痛みを呈する。随伴症状として嘔気・嘔吐・閃輝暗点がある。

44）群発頭痛

　　激しい頭痛が数週から数ヶ月の期間群発する。随伴症状として、眼の充血・流涙・鼻汁などがある。

45）くも膜下出血

　　くも膜と軟膜の間にあるくも膜下腔で動脈が破裂し、出血したもの。

46）髄膜炎

　　髄膜に細菌・ウイルスなどが感染し、炎症を起こすもの。自己免疫疾患で起こる場合もある。

47）閃輝暗点

　　突然視野の中にギザギザした光の波がでてきて、四方に拡がり、その場所が暗くはっきり見えなくなる現象。

48）羞明

　　光がまぶしいこと。

49）血管運動神経失調

　　血管を収縮・拡張させる自律神経の働きが低下している事。

50）セロトニン

　　神経伝達物質の一つ。気持ちを安定させる作用がある。うつ病で低下する。

51）ヒスタミン

　　神経伝達物質の一つ。炎症・アレルギー反応に関連している。

52）軸索反射

　　求心性神経線維の終末を刺激すると、インパルスは中枢へと向かうが、その一部は求心性神経の軸索側枝を通り末梢へ向かい、血管拡張神経に作用する。

53）咬合不正

　　上顎と下顎の位置のずれや歯並びの乱れなどにより、上下の歯が咬み合っていない状態。

54）クリック音

　　顎関節内にある関節円板のずれによって生じる。

55）抑うつ

　気分が落ち込んで気力が低下し、憂うつな気分の状態。

56）偏咀嚼

　食物をかむ時、片側ばかりでかむ事。

57）関節包

　関節を包んでいる袋状の膜のこと。

58）靭帯

　コラーゲンと弾性線維を含む結合組織で関節の強化と安定を助けている。

59）関節円板

　顎関節の中に存在する靭帯のような柔らかい線維組織。

　顎関節の動きをスムーズにする働きがある。

60）アドソンテスト

　患者の橈骨動脈の拍動を取り、頸部を回旋・後屈させて深呼吸させる。動脈拍動の減弱・消失で陽性。

61）ライトテスト

　患者の橈骨動脈の拍動を取り、上腕を過外転させて動脈拍動の減弱・消失で陽性。

62）ジャクソンテスト

　患者の首を後屈させ、頭頂部を上から押し付ける。放散痛が出現した場合陽性。

63）スパーリングテスト

　患者の首を後側屈位にし、頭頂部を上から押し付ける。放散痛が出現した場合陽性。

64）SLRテスト

　患者を仰臥位にし、下肢を $90°$ まで挙上し、痛みが出現すれば陽性である。股関節 $0°\sim35°$ では梨状筋・ハムストリングスの過緊張や仙腸関節による痛みを疑う。$35°\sim70°$ では坐骨神経痛、$L_5 \cdot S_1 \cdot S_2$ 神経根症状を疑う。$70°$ 以上では椎間関節症由来の痛みを疑う。

65) ケンプテスト

　　患者を坐位又は立位にして、上前腸骨棘を固定する。斜め後方に腰部を伸展すると痛みが出現するもの。神経根症・椎間関節症で陽性となる。

66) 連続性ラ音（笛音）

　　持続時間が長い連続的な異常呼吸音。気管支の狭窄などにより生じる。

67) 特異的 IgE 抗体検査

　　血液中のアレルゲン（原因物質）に対する固有の IgE 抗体があるかを調べる検査のこと。

68) 頸動脈洞刺鍼

　　頸動脈洞部へ刺鍼すること。代田文誌先生と細野史郎先生によって1948年に創始された。

69) 胃炎

　　胃の粘膜に炎症が起きた状態。

70) 胃潰瘍

　　胃の粘膜がただれ、胃壁が傷ついた状態。

71) 胃内視鏡検査

　　一般的に胃カメラと呼ばれているもの。口から内視鏡を挿入し、上部消化管（食道、胃、十二指腸）の観察を行う検査。

72) 閉経

　　卵巣の活動性が次第に低下し、月経が永久に停止した状態。月経が来ない状態が12ヶ月以上続いた時に閉経とみなす。 日本人の平均閉経年齢は約50才である。

73) エストロゲン

　　女性ホルモンの一つで乳房・子宮の発育を促す。40代頃から卵巣機能の低下とともに減少する。

74) モノアミンオキシダーゼ（MAO）

　　モノアミンとはアドレナリン、ノルアドレナリン、ドーパミン、セロトニンのことで、モノアミンオキシダーゼはこれらの物質が酸化するときに使われる酵素の事。

75）正気虚損

　　気虚の程度が強い事。

76）邪気実

　　病気などを起こす悪い気が充満している事。

77）NLP（神経言語プログラミング）

　　1970 年初頭アメリカのリチャード・バンドラーとジョン・グリンダーが体
　系化した人間心理とコミュニケーションに関する手法。

五枢会治療セミナーのお知らせ

2011 年から五枢会治療セミナーとして「効果的・再現性のある」鍼灸治療をお伝えしています。

かかりつけ鍼灸師を目指すコース・専門家を目指すコースなどがあります。

詳しくは以下の五枢会のホームページで確認して下さい。

https://5su.muto-shinkyu.com/

プレゼント

読者の方へ 2 つのプレゼントを用意しています。

（1）無料動画

治せる鍼灸師になる方法という動画です。

以下のページから申込んで下さい。

https://5su.muto-shinkyu.com/category/2063496.html

（2）無料メールマガジン

日常の鍼灸の臨床で気づいたことをお伝えしています。

以下のページから申込んで下さい。

https://5su.muto-shinkyu.com/category/1832210.html

【著者紹介】

武藤　由香子

鍼灸学修士　明治国際医療大学大学院修了

五枢会主宰、自由が丘ムトウ針灸院院長

1981年　鍼灸師免許取得

1983年　日産玉川病院東洋医学内科で代田文彦医師

　　　　（元・東京女子医大教授）に師事

1987年　日本鍼灸理療専門学校講師

2002年　自由が丘ムトウ針灸院開院

2011年　五枢会主宰（卒後研修セミナー）

治せる！鍼灸治療
五枢会方式
直後効果・再現性のある鍼灸治療

2023年12月25日　第1版第1刷発行

著　者　武藤　由香子
©2023　Yukako Mutou

発行者　高橋　考

発　行　三和書籍 Sanwa co.,Ltd.
〒112-0013　東京都文京区音羽2-2-2
電話 03-5395-4630
FAX 03-5395-4632
sanwa@sanwa-co.com
https://www.sanwa-co.com/
印刷 / 製本　中央精版印刷株式会社

三和書籍の好評図書

Sanwa co.,Ltd.

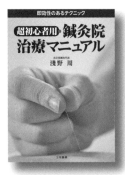

超初心者用・鍼灸院治療マニュアル
ー即効性のあるテクニックー

淺野 周 著
A5判／並製／342頁　本体3,500円＋税

●北京堂の鍼治療理論に始まり、治療に関するテクニックを余すところなく紹介している。そして36種の疾患別治療法は、いずれも即効性のある北京堂式テクニックである。最後には、テクニックをマスターした後、開業を維持していくポイントや更にスキルアップしていくための勉強方法など、著者の実体験を基にわかりやすく書かれている。

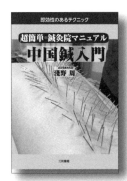

超簡単・鍼灸院マニュアル　中国鍼入門
ー即効性のあるテクニックー

淺野 周 著
A5判／並製／284頁　本体3,600円＋税

●本書は、『超初心者用・鍼灸院治療マニュアル』を習得した鍼灸師に向けて、中国鍼を使った治療法を紹介している。本書のように治療回数について触れてある鍼灸書籍を日本で目にしたことはない。『治療マニュアル』の「なぜ鍼が効くのか」についての説明は、中国鍼を使った実験に基づいているため、日本鍼には当てはまらない。そこで中国鍼を使った治療を身につけてもらうため本書を著した。

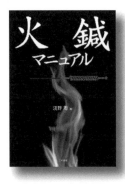

火鍼マニュアル

淺野 周 著
A5判／並製／152頁　本体3,200円＋税

●「火鍼」は、直接灸の効果を併せ持つ鍼治療である。本書は火鍼による治療法を疾患別に、病因、治療(ツボの位置と火鍼の操作法)、文献(中国の参考文献の和訳)、カルテ(症例)、および備考(その他の注意点)に端的に整理した。

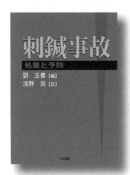

刺鍼事故　処置と予防

劉玉書 編　淺野 周 訳
A5判／並製／406頁　本体3,400円＋税

●中国で1998年11月に出版された『鍼刺事故・救治与預防』中医古籍出版社の翻訳本。著者は1988年に出版された『鍼刺事故類案選析』という本を補足して、本書を作った。神経系、呼吸器系、循環器系、消化器系、泌尿生殖器系、視聴覚器官に対する間違った刺鍼例を列挙し、それによってもたらされる症状、ミスをしたときの処置方法、重要な臓器を刺鍼してしまったときの症状などが述べられている。

三和書籍の好評図書

Sanwa co.,Ltd.

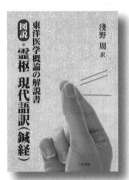

東洋医学概論の解説書

図説・霊枢 現代語訳（鍼経）

淺野 周 訳
A5判／並製／386頁　本体3,800円＋税

●古典の三大鍼灸書とは『鍼灸甲乙経』『鍼灸大成』と本書の『霊枢』である。『霊枢』が書かれた時代は、まだ紙がなく、木簡や竹簡に書かれていたため、文字が判読できなかったり、ページが前後していたりと、きちんとした形の翻訳本は存在していなかった。鍼灸の一治療家として、この三大鍼灸書を現代語に訳して残したい、という著者の希望で作成された。本書は、古代の文字などは読みにくいため、同じ意味の現代の文字と入れ替えたりするなど、著者が工夫して訳している。

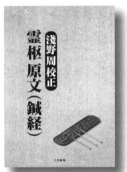

淺野 周 校正

霊枢 原文（鍼経）

淺野 周 校正
A5判／並製／166頁　本体2,800円＋税

●まだ紙がない時代に書かれた『霊枢』を歴代の鍼灸家たちが、正しいと思われる文字や順序を解明し書き改めてきた。そのため、複数冊の『霊枢』が存在している。『霊枢』の翻訳書は日本にも存在している。しかし原文は少ないということで、原文も出版することになった。翻訳本は、訳者によって解釈が異なるため、原文を参考にして、翻訳本を見比べてみることができる。

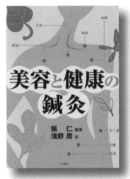

美容と健康の鍼灸

張仁 編著　淺野 周 訳
A5判／並製／408頁　本体3,980円＋税

●伝統的な鍼灸医学は、人を健康にして寿命を延ばし生活の質を高めることに貢献してきた。依存症を矯正する方法、美容法、健康維持の鍼灸による方法を本書は紹介していく。

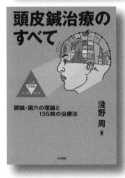

頭皮鍼治療のすべて
頭鍼・頭穴の理論と135病の治療法

淺野 周 著
A5判／並製／275頁　本体4,200円＋税

●本書は、頭鍼を網羅した体系書である。その内容は、各種頭鍼体系のあらましから詳細な説明、頭鍼と頭部経絡循行との関係、治療原理、取穴と配穴、最新の刺法を含めた操作法、併用する治療法、気をつけるべき刺鍼反応と事故、というように頭鍼理論の解説から実践治療の紹介まで幅広い。すべての鍼灸師、医師必携の書。

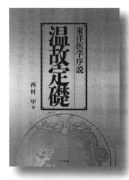

東洋医学序説 温故定礎

西村甲 著　鈴鹿医療科学大学東洋医学研究所所長
B5判／上製／554頁　本体9,000円＋税

●漢方医学は中国の伝統医学を起源とし日本独自に発展したものである。診察者の直感で患者の具体的な症状・症候を取捨選択し、治療法を決定する。一方、中医学は複雑な理論が特徴で、その診断治療体系により弁証論治とも表現される。両医学には一長一短があり、それぞれの長所を活かし、短所を排除することで、よりよい伝統医学の確率を目指す指針となる必読書。

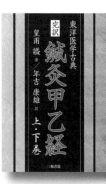

完訳 鍼灸甲乙経　上下巻

皇甫謐著／年吉康雄 訳
A5判／上製／1110頁　本体16,500円＋税

●本書は『黄帝内経』の『素問』、『鍼經（霊樞）』、さらに『明堂孔穴鍼灸治要』を加えた三部書を元に、当時の文献・理論を皇甫謐が整理したものである。現存する最古の鍼灸古典といわれ、後の鍼灸理論に大きな影響を与えたばかりでなく、現在の鍼灸治療の根幹をなす重要な文献である。

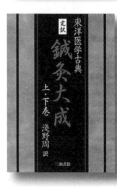

完訳 鍼灸大成　上下巻

楊継洲 編／淺野周 訳
四六判／上製／1455頁　本体14,286円＋税

●本書は、明代末期に完成した鍼灸書の集大成で、後にも先にも、これを上回る本はないといわれている空前説後の作品です。明代末（1601年）に刊行されて以来、六～八年に一度は新版が出されるという大ベストセラー本です。

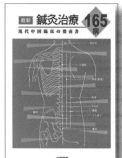

最新鍼灸治療165病
現代中国臨床の指南書

張仁 編著　淺野周 訳
A5判／並製／602頁 本体6,200円＋税

●腎症候性出血熱、ライム病、トゥレット症候群など近年になって治療が試みられてきた病気への鍼灸方法を紹介。心臓・脳血管、ウイルス性、免疫性、遺伝性、老人性など西洋医学では有効な治療法がない各種疾患、また美容性疾患にも言及。鍼灸実務に携わる方、研究者の必携書。